图解国医绝学丛书

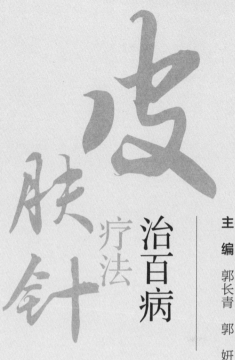

皮肤针疗法治百病

总主编 郭长青

主 编 郭长青 郭 妍 张 伟

中国健康传媒集团

中国医药科技出版社

内容提要

　　本书由北京中医药大学针灸推拿学院专家团队精心打造，作者首先简要介绍了皮肤针疗法的历史渊源、理论依据、操作方法及注意事项等内容，随后侧重介绍了皮肤针疗法在内科、儿科、妇科、男科、五官科、骨伤科、外科及皮肤科疾病中的应用，对书中涉及的穴位均配以人体穴位图和治疗图。全书图文并茂，实用性强，是广大中医爱好者、中医从业者的必备参考书。

图书在版编目（CIP）数据

　　皮肤针疗法治百病 / 郭长青，郭妍，张伟主编 . — 北京：中国医药科技出版社，2017.3

　　（图解国医绝学丛书）

　　ISBN 978-7-5067-8925-7

　　Ⅰ . ①皮… Ⅱ . ①郭… ②郭… ③张… Ⅲ . ①皮肤针疗法 Ⅳ . ① R245.31

　　中国版本图书馆 CIP 数据核字 (2016) 第 324790 号

美术编辑　陈君杞
版式设计　锋尚设计

出版　**中国健康传媒集团**｜**中国医药科技出版社**
地址　北京市海淀区文慧园北路甲 22 号
邮编　100082
电话　发行：010-62227427　邮购：010-62236938
网址　www.cmstp.com
规格　880×1230mm 　¹/₃₂
印张　6
字数　118 千字
版次　2017 年 3 月第 1 版
印次　2019 年 7 月第 2 次印刷
印刷　三河市国英印务有限公司
经销　全国各地新华书店
书号　ISBN 978-7-5067-8925-7
定价　29.80 元

获取新书信息、投稿、为图书纠错，请扫码联系我们。

编委会

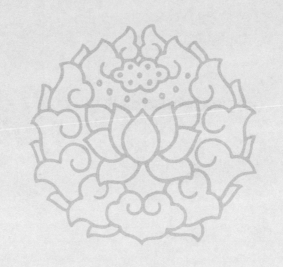

前言

皮肤针疗法是针灸疗法中的一种重要治疗方法，是指运用皮肤针叩刺人体一定部位或穴位，激发经络功能，调整脏腑气血，以达到防治疾病目的的方法。皮肤针疗法以其独特的临床疗效，在中医临床中发挥了重要作用，为人民的健康卫生事业做出了重要贡献。

皮肤针疗法的历史渊源流长，可追溯到2000多年前，是从古代的"毛刺""扬刺"和"半刺"等刺法中发展而来的。在我国春秋战国时期的中医经典著作《黄帝内经》里记载有"毛刺""扬刺"和"半刺"等刺法的具体运用方法和适应证。其中《灵枢·官针》就有记载："半刺者，浅内而疾发针，无针伤内，如拔毛状，以取皮气。""扬刺者，正内一，傍内四而浮之，以治寒气之博大者也。""毛刺者，刺浮痹皮肤也。"皮肤针疗法就是在这些刺法的基础上，经历代医家不断研究、改进而发展起来的。皮肤针外形似小锤，头部附有莲蓬状的针盘，针盘上均匀地镶嵌着不锈钢短针，根据短针数目的不同，皮肤针又可分为梅花针（5支短针）、七星针（7支短针）和罗汉针（18支短针）。

皮肤针疗法安全可靠、疗效明显、适用范围广泛、操作简便，是一种安全、有效、绿色、不良反应少的自然疗法，皮肤针因施术时痛感较少，尤其适合小儿，故又称小儿针。同时对老年患者以及惧怕疼痛的患者也特别适用。正是因为皮肤针疗法的这些特色和优势，皮肤针疗法日益得到临床医生和患者的重视，目前，皮肤针疗法在临床各科得到了广泛的推广和运用，其适应证不断扩大。常用于治疗皮神经炎、神经性皮炎、药物性皮炎、荨麻疹、湿疹等。

为了便于皮肤针疗法的临床推广应用，使其走进千家万户，我们组织专家团队，在参阅了大量文献资料的基础上，结合二十余年临床经验，选择临床上皮肤针疗法应用的有效病症，认真编写了本书。本书的最大特点就是通俗易懂、图文并茂。对于书中涉及的皮肤针治疗穴位我们均匹配了清晰的真人穴位图，读者可根据书中简单通俗的文字说明，结合真人穴位图，轻松掌握书中介绍的皮肤针治疗方法。我们希望本书的出版，能对皮肤针疗法的推广应用起到积极的促进作用，使皮肤针疗法为更多人祛除病痛，带来健康。

编者

2016年10月

目录

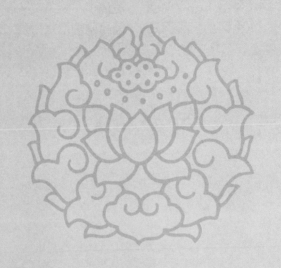

第一章

认识皮肤针疗法

发展概况

　　皮肤针疗法的历史渊源流长，可追溯到2000多年前。我国现存最早的医书《黄帝内经》里记载有"毛刺""扬刺"和"半刺"等刺法的具体运用方法和适应证。后人就是根据这些记载而发展创制了现在的皮肤针。《灵枢·官针》就有记载："半刺者，浅内而疾发针，无针伤内，如拔毛状，以取皮气……扬刺者，正内一，傍内四而浮之，以治寒气之博大者也……毛刺者，刺浮痹皮肤也。"

　　皮肤针疗法是在古代九针的基础上，经历代医家不断研究、改进而发展起来的一种针法。皮肤针疗法古称"毛刺""扬刺""半刺""浮刺"。皮肤针因施术时痛感较少，尤其适合小儿，故又称小儿针。皮肤针有"梅花针"（5枚）（图1-1）、"七星针"（7枚）（图1-2）、"罗汉针"（18枚）之分，是以多支短针组成，用来叩刺人体一定部位或穴位的一种针具。

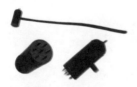 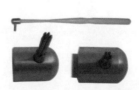

图1-1　七星针1（软柄皮肤针）　图1-2　七星针2（硬柄皮肤针）

　　《内经》奠定了皮肤针疗法的理论基础。《素问·刺要论篇》云："病有浮沉，刺有深浅，各至其理，无过其道。"《素问·刺齐论篇》又云："刺骨者无伤筋，刺筋者无伤肉，刺肉者无伤脉，刺脉者无伤皮，刺皮者无伤肉，刺肉者无伤筋，刺筋者无伤骨"，这就指出病位深浅、病情轻重不同，针刺深浅也要有所不同。《灵枢·官针》云："凡刺有五，以应五脏，一曰半刺，半刺者，浅内而疾发针，无针伤肉，如拔毛状，以取其皮，此肺之应也。"《灵枢·逆顺肥瘦》指出："婴儿者，其肉脆，血少气弱，刺此者，以毫针，浅刺而疾发针，再可也。"这里说的半刺是浅刺皮肤而快出针的针法。根据婴儿发育还不完善的特点，主张用毫针浅刺，出针要快。这里半刺的刺法要求，可以说是皮肤针弹刺手法的雏形。

新中国成立后，皮肤针疗法得到了前所未有的发展，重新活跃在历史的舞台上。随着医学科学技术突飞猛进的发展，中医学的这枝奇葩——皮肤针疗法，将显示越来越广阔的应用前景。

理论依据

皮肤针疗法的理论依据就是经络学说中的皮部理论。《素问·皮部论》指出："皮之十二部，其生病，皆皮者脉之部也，邪客于皮肤，则腠理开，开则邪客于络，络脉满，则注于经，经脉满，则入舍于脏腑也。故皮者，有分部，不与而生大病也。"皮部是经脉功能活动反映于体表的部位，也是络脉之气散布的所在。皮部即是按十二经脉的外行线为依据，将皮肤划分的十二个区域。它位于体表，对机体有保卫的作用，同时能反映脏腑、经络的病变。反之，通过皮部的治疗亦可以调整脏腑、经络的功能，扶正祛邪。

十四经脉各有大的分支，称为十二别络和十五络脉等，还有许多小的分支，称为三百六十五络，各自再分出若干小络，称之为孙络，布满了各经循行范围内的皮肤上，构成了十四个经络分布区域，人体内脏和外界发生联系，又依赖于皮部小络，外界的信息由小络传递于络脉，由络脉传于经脉，再由经脉传入内脏，人体才能根据信息，来调整适应外界变化；脏腑通过此传递线路，将不需要或是多余的气散发到外界，再从外界吸收需要的气（如日月精华之气等），来保持人体机能的阴阳平衡，使人体正常生存；人体也通过此通路执行防御，如卫气不足时，这一通路又成为邪气侵犯人体的主要途径，由皮肤小络进入络脉，由络脉进入经脉，从经脉侵入脏腑，引起脏腑疾病。

皮肤针疗法就是利用经络在皮部与脏腑之间的传注传输作用来治疗疾病，运用皮肤针叩刺体表的一定部位、穴位或阳性反应点，激活内源性调节系统，调整脏腑虚实，平衡阴阳，调和气血，达到防治疾病的作用。

检查方法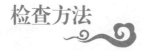

一、敲诊

术者右手食指、中指、无名指、小指四指合拢，手指呈屈曲状，应用适当的腕力从上往下敲打。敲打时用力不要太大，指端要与敲打部位皮肤垂直。常用的敲打部位主要是以脊柱两侧为主，从胸椎到腰骶部。其次为胸部、腹部。四肢部较少用此法。如果身体发生疾病或椎体有异常变化，往往在敲打时会在颈、胸、腰、骶部听到异常的声音。异常声音可分为空音（敲出的声音清脆，易于向周围传导）和呆痹音（敲出的声音传导性很不好，产生局部低沉音）。如果发现空音时，可能是神经变粗，发硬，将组织顶起，或者是骨骼畸形；如果发现呆痹音，可能是内脏有炎症。敲诊必须在安静的环境下才能准确。

二、推诊

推诊就是术者用左手或右手拇指的指腹在棘突两侧和身体其他部位用恰当而均匀的力量向前推动。推诊以脊柱两侧为主，在推诊时能发现脊柱两侧是否有结节、条索状物、泡状软块、棘突的隆起、凹陷歪斜或棘突偏向一侧的改变，此外也能提示与某些疾病有关。因此，推诊不但有助于诊断，而且对治疗起着重要的作用。现将脊柱及其两侧异常变化情况分述如下。

1. 脊柱棘突排列的变化

（1）棘突凸出　在推诊时如发现某棘突比其他棘突凸出时，表明脊柱可能有病。

（2）棘突凹陷　如发现腰椎棘突比其他棘突凹陷时，多表示下肢酸软。

（3）棘突偏向一侧　如发现棘突偏向一侧，则多表示风湿性关节炎。

2. 脊柱两侧的变化

（1）条索状物　在脊柱两侧推诊时，如发现长条形状、大小不等的如肌腱似的异物，即所谓条索状物。

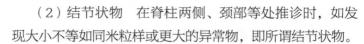

（2）结节状物　在脊柱两侧、颈部等处推诊时，如发现大小不等如同米粒样或更大的异常物，即所谓结节状物。

（3）海绵状物　在脊柱两侧推诊时，如发现大小不等的软性障碍物，类似海绵，即所谓海绵状物。

3. 脊柱两侧的异常变化与疾病的关系

（1）第1至第4颈椎的两侧有异常时，提示眼、耳、鼻、舌有病变。

（2）第4至第7颈椎的两侧有异常时，提示咽喉、扁桃体、颈部淋巴结、甲状腺、食管、气管有病变。

（3）第1至第5胸椎的两侧有异常时，提示心脏、气管、支气管、肺脏、上肢等有病变。

（4）第5至第8胸椎的两侧有异常时，提示胃、十二指肠有病变。

（5）第5至第12胸椎的两侧有异常时，提示肝脏、胰脏、肾脏、肾上腺、小肠等有病变。

（6）第1腰椎的两侧有异常时，提示直肠有病变。

（7）第2腰椎的两侧有异常时，提示泌尿器官有病变。

（8）第3腰椎的两侧有异常时，提示生殖器官有病变。

（9）第4至第5腰椎的两侧有异常时，提示下肢有病变。

（10）第1至第4骶椎的两侧有异常时，提示直肠、泌尿器官、生殖器官有病变。也与阴部神经有关。

（11）尾椎的两侧有异常时提示下肢有病变。

三、摸诊

摸诊就是术者以手触摸患者一定部位，检查其皮肤的光洁度、温度、颈动脉及其他动脉搏动情况以及阳性反应物的形状、硬度、椎体的大小、椎间距宽窄等的异常改变。如果患者在脊柱及其两侧的皮肤出现发热时表示相应的脏器组织有病变；皮肤明显出现粗糙时，可能表示患有消化系统或肾脏疾病；颈部动脉有异常搏动，可能表示有眼疾。

四、捏诊

捏诊是指术者用左手或右手的拇指、食指及中指呈钳状捏患者身体的各个部位，特别是身体柔软部位和关节周围。例如捏腹部、腰部、颈部、肩部、四肢部、眶部、颧部，可以察知皮肤、肌肉、肌腱、神经、张力是否改变，或皮下是否有小结节、泡状软块、条索状物出现。如发现有发硬、抵抗、疼痛等异常变化，就可能有疾病的存在。

五、压诊

压诊是指术者用左手或右手在脊柱两侧及其他部位，利用适当的压力，在推诊和捏诊发现问题时对有问题的部位施以压力，依据患者对加压后引起的感觉来判断疾病的位置和进程。在此需要强调的是用力不能过大，造成人为的假阳性反应；但也不能用力过小，达不到检查目的。阳性反应的标准：即施以同样大小的压力，在阳性反应处有酸痛反应；在邻近无阳性物反应则无酸痛感而只有被压感。前者是病理阳性反应，后者是正常现象。如果施以压力时患者有发酸的感觉，就是疾病初期的反应；如果施以压力产生酸、痛感觉，则说明病情比感觉酸时有进一步的发展，麻和木表示病情处于较严重的阶段。

操作方法

一、持针法

皮肤针针柄有硬柄和软柄两种规格。

1. **软柄皮肤针持针法**　将针柄末端置于掌心，拇指居上，食指在下，其余手指呈握拳状握住针柄末端（图1-3）。

2. **硬柄皮肤针持针法**　以拇指和中指挟持针柄两侧，食指置于针柄中段的上面，无名指和小指将针柄末端固定于大小鱼际之间（图1-4）。

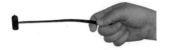 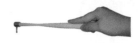

图 1-3　软柄皮肤针持针方式　　　　图 1-4　硬柄皮肤针持针方式

二、叩刺方法

皮肤常规消毒，针尖对准叩刺部位，使用手腕之力，将针尖垂直叩打在皮肤上，并立刻弹起，反复进行。常见如下两种。

1. **压击法**　拇指和中指、无名指握住针柄，针柄末端靠在手掌后部，食指压在针柄上。压击时手腕活动，食指加压，刺激的强度在于食指的压力。适合于硬柄针。

2. **敲击法**　拇指和食指捏住针柄的末端，上下颤动针头，利用针柄的弹性敲击皮肤，刺激的轻重应根据针头的重量和针柄的弹力，靠颤动的力量来掌握。适合于软柄针。

皮肤针
疗法治百病

三、叩刺强度

根据患者体质、病情、年龄、刺激部位的不同，刺激强度分有弱、中、强三种。

1. **轻叩** 叩打时使用腕力较轻，冲力也小，患者稍有疼痛感，皮肤局部有潮红，适用于老、弱、幼及初诊患者以及敏感度高的部位如头面部和病属虚证、久病者。

2. **中叩** 叩打时用腕力稍大，冲力亦较大，患者有轻度痛感，局部皮肤有较明显潮红，但不出血。适用于一般部位以及一般患者。

3. **重叩** 叩打时腕力较重，冲力大，患者有明显痛感，局部皮肤发红，并可有轻微出血。适用于压痛点、背部、臀部、年轻体壮患者，以及病属实证、新病者。

四、叩刺部位

可分为循经叩刺、穴位叩刺和局部叩刺三种。

1. **循经叩刺** 是沿经脉循行路线进行叩刺的一种方法，最常用的是项背腰骶部的督脉及膀胱经，督脉为阳脉之海，能调节一身之阳气；五脏六腑之背俞穴，皆分布于膀胱经，故其治疗范围广泛；其次是四肢肘膝以下经络，因其分布着各经的原穴、络穴、郄穴等，可治疗各相应脏腑经络的疾病。另外，上肢可按手三阴、三阳经，下肢按足三阴、三阳经的循经叩刺。

2. **穴位叩刺** 是指在穴位上进行叩刺的一种方法，主要是根据穴位的主治作用，选择适当的穴位予以叩刺治疗。较常用的是各种特定穴、华佗夹脊穴、阿是穴、背俞穴、募穴、四肢的郄穴、原穴、络穴，如出现敏感点、条索状物、结节等，应做重点叩刺。

3. 局部叩刺　即是患部叩刺，如扭伤局部瘀血肿痛、顽癣、斑秃等，可在局部进行叩刺。

五、叩刺顺序

在操作时，一般是从脊柱两侧→胸、腹部→四肢→头部。通常是从上到下，从左到右，从前到后，从内到外。

适应证与禁忌证

一、适应证

皮肤针疗法具有疏经通络、调理脏腑的功能。其治疗范围很广，主要的常见适应证有：头痛、偏头痛、胸胁痛、失眠、上下肢痛及腰扭伤、口眼歪斜、痹证、呃逆、痿证、胃脘痛、呕吐、腹痛、哮喘、咳嗽、遗尿、遗精、阳痿、心悸、眩晕、痛经、小儿惊风、目疾、鼻塞、鼻渊、瘰疬等。

二、禁忌证

皮肤针疗法在应用中也有很多禁忌证需要注意。

（1）急性传染性疾病和炎症急性期不宜单独使用。

（2）凝血障碍性疾病：如血友病、血小板减少性紫癜、过敏性紫癜等叩刺后易引起出血的疾病禁用。

（3）各种皮肤病、疖肿、疮疡，应避开患部叩刺。

（4）各种骨折，在未经整复固定之前或整复固定之后骨痂未形成时，避免在患部叩刺。

（5）妇女怀孕期应慎用，有习惯性流产史的孕妇更应当慎用。

（6）凡是外伤、急腹症、急性出血、诊断未明的高热和急性传染病、癌肿等，应列为本疗法的禁忌证，但并不是绝对禁用本疗法，在某些情况下，有的疾病仍可用本疗法配合治疗。

三、注意事项

（1）施术前检查针具，如有钩曲、不齐、缺损等，应及时修理或更换，方可使用。

（2）针刺前皮肤必须消毒。叩刺后皮肤如有出血，须用消毒干棉球擦拭干净，保持清洁，以防感染。

（3）操作时针尖须垂直上下，用力均匀，避免斜刺或钩挑。

（4）局部皮肤如有创伤、溃疡、瘢痕形成等，不宜使用本法治疗。急性传染性疾病和急腹症也不宜使用本法。

（5）滚刺桶不要在骨骼突出部位处滚动，以免产生疼痛或出血。

异常情况的处理与预防

一、晕针

晕针是指在皮肤针操作过程中患者发生的晕厥现象。

1. 原因　多见于初次接受治疗的患者，可由体质虚弱、精神紧张、疲劳、饥饿、体位不当、针刺部位过多或是医生刺激手法过重等原因引起。

2. 症状　患者突然出现精神疲倦、头晕目眩、恶心欲吐、脸色苍白、出冷汗、手脚发凉、心慌、血压下降、脉象沉细，或神志昏迷、唇甲青紫、甚至失去知觉。

3. 处理　立即停止皮肤针治疗，扶持患者平卧，头部放低，松解衣带，注意保暖。轻者仰卧片刻，饮温开水或糖水即可恢复；重者应在上述处理基础上，用皮肤针重刺激腰骶部，或针刺人中、内关、足三里等穴。若仍不省人事，呼吸微弱，可考虑配合现代急救措施。

4. 预防　对晕针要重视预防。如初次接受皮肤针治疗，或精神过度紧张、身体虚弱者，要做好解释工作，消除恐惧心理。同时选择舒适持久的体位，最好采用卧位。叩刺部位宜少，手法要轻。对劳累、饥渴者，应嘱其休息，进食饮水，再给予针刺。医生在施术过程中，要精神专一，随时注意观察患者的神色，询问患者的感觉。一旦有不适等晕针先兆，需及早采取处理措施。

二、血肿

血肿是指皮肤针叩刺部位出现皮下出血而引起的肿痛。

1. 原因　皮肤针针面不平齐或有钩毛使皮肉受损或刺伤血管所致。

2. 症状　针刺部位肿胀疼痛，继而皮肤呈现青紫色。

3. 处理　若微量的皮下出血而局部小块青紫时，一般不必处理，可以自行消退。若局部肿胀疼痛较剧，青紫面积大而且影响到活动功能时，可先做冷敷止血，再做热敷或在局部轻轻揉按，以促使局部瘀血消散吸收。

4. 预防　仔细检查针具，熟悉人体解剖部位，避开血管针刺，出针时立即用消毒干棉球压迫止血。

三、皮肤过敏反应

有些患者皮肤针叩刺部位的皮肤出现丘疹、瘙痒等过敏现象。症状轻者无需特殊处理，上述现象可自行消退。若丘疹较多，或瘙痒较重，应停止皮肤针治疗，并在患部涂些激素类软膏。

四、其他反应

一些患者经过3~5次的针刺后，可能出现头痛、失眠、食欲不佳等现象。

1. 原因　刺激手法过重；刺激间隔时间过短；患者体质较弱；刺激部位过多等。

2. 预防及处理　如发生上述情况后，应向患者做必要的解释，注意刺激间隔不要过短，避免手法过重及刺激部位过多等。

第二章

皮肤针疗法常用腧穴

头面颈部腧穴

1. 迎香

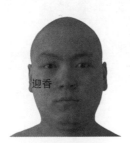

图 2-1　迎香穴

位置：鼻翼外缘中点，旁开0.5寸，鼻唇沟中（图2-1）。

功能：泻火散风，宣通鼻窍。

主治：鼻塞、鼻炎、口眼歪斜。

2. 承泣

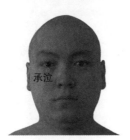

图 2-2　承泣穴

位置：目正视，瞳孔直下0.7寸，当眶下缘与眼球之间（图2-2）。

功能：疏风活络，开窍明目。

主治：眼病、目赤肿痛、迎风流泪、眼睑动、口眼歪斜、头痛、眩晕。

3. 四白

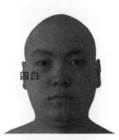

图 2-3　四白穴

位置：目正视，瞳孔直下1寸，当眶下孔凹陷中（图2-3）。

功能：疏风通络，清头明目。

主治：口眼歪斜、目赤痛痒、头痛、眩晕、面肌痉挛。

4. 地仓

位置： 平口角旁0.4寸（图2-4）。

功能： 祛风活络，扶正镇痛。

主治： 流涎、口眼歪斜、牙痛、颊肿。

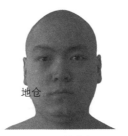

图2-4 地仓穴

5. 颊车

位置： 下颌角前上方一横指凹陷中，咀嚼时咬肌隆起处（图2-5）。

功能： 开关通络，祛风调气。

主治： 口眼歪斜、牙痛、颊肿、牙关脱臼、颈强。

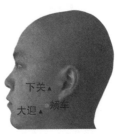

图2-5 颊车穴

6. 下关

位置： 颧弓下颌切迹之间的凹陷中，合口有孔，张口即闭（图2-6）。

功能： 疏风活络，调气止痛。

主治： 面瘫、牙痛、耳聋、耳鸣、眩晕。

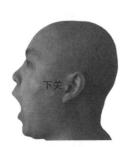

图2-6 下关穴

7. 头维

位置： 额角发际之上0.5寸（图2-7）。

功能： 祛风泻火，止痛明目。

主治： 头痛、目眩、目痛、视物不明、喘逆烦满。

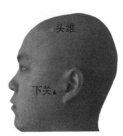

图2-7 头维穴

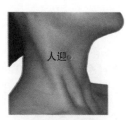

图2-8 人迎穴

8. 人迎

位置：喉结旁开1.5寸，胸锁乳突肌前缘（图2-8）。

功能：通经调气，清热平喘。

主治：咽喉肿痛、喘息、项肿、气闷、头痛、瘰疬、瘿气。

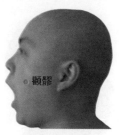

图2-9 颧髎穴

9. 颧髎

位置：目外眦直下，颧骨下缘凹陷（图2-9）。

功能：清热散风，调经化瘀。

主治：口眼㖞斜、牙痛。

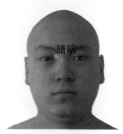

图2-10 睛明穴

10. 睛明

位置：目内眦旁0.1寸（图2-10）。

功能：疏风清热，通络明目。

主治：眼病。

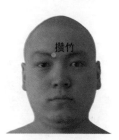

图2-11 攒竹穴

11. 攒竹

位置：眉头凹陷中（图2-11）。

功能：清热散风，通经明目。

主治：头痛、失眠、眉棱骨痛、目赤、口眼㖞斜。

皮肤针
疗法治百病

12. 通天

位置：头部中线入前发际4寸，旁开1.5寸（图2-12）。

功能：祛风清热，通窍活络。

主治：头痛、眩晕、鼻塞、鼻衄、鼻渊。

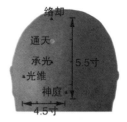

图 2-12　通天穴

13. 天柱

位置：后发际正中直上0.5寸，旁开1.3寸，当斜方肌外缘凹陷中（图2-13）。

功能：清热散风，通经活络。

主治：头痛、项强、鼻塞、肩背痛。

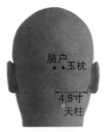

图 2-13　天柱穴

14. 翳风

位置：乳突前下方，平耳垂后下缘的凹陷中（图2-14）。

功能：疏风通络，开窍益聪。

主治：耳鸣、耳聋、口眼歪斜、牙关紧闭、牙痛。

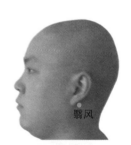

图 2-14　翳风穴

15. 角孙

位置：当耳尖处的发际（图2-15）。

功能：聪耳明目，清散风热。

主治：颊肿、目翳、牙痛、项强。

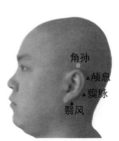

图 2-15　角孙穴

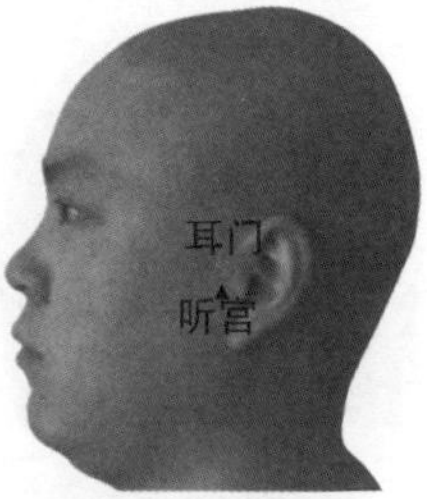

16. 耳门

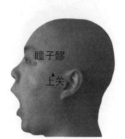

图2-16 耳门穴

位置：耳屏上切迹前，下颌骨髁状突后缘凹陷中（图2-16）。

功能：宣达气机，开窍聪耳。

主治：耳鸣、耳聋、牙痛、上龋齿痛。

17. 瞳子髎

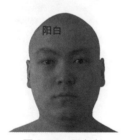

图2-17 瞳子髎穴

位置：目外眦旁0.5寸，眶骨外缘凹陷中（图2-17）。

功能：清热散风，止痛明目。

主治：头痛、目赤肿痛、目翳。

18. 阳白

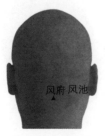

图2-18 阳白穴

位置：目正视，瞳孔直上眉上1寸（图2-18）。

功能：祛风活络，清热明目。

主治：头痛、目眩、目痛、视物模糊、眼睑动。

19. 风池

图2-19 风池穴

位置：项后枕骨下两侧，胸锁乳突肌与斜方肌之间凹陷中（图2-19）。

功能：祛风解表，醒脑开窍。

主治：正偏头痛、感冒、项强、鼻衄、鼻塞。

皮肤针疗法治百病

20．哑门

位置：后发际正中直上0.5寸（图2-20）。

功能：安神定惊，通窍增音。

主治：暴喑、舌强不语、癫狂、痫证、头痛、项强。

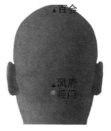

图 2-20　哑门穴

21．风府

位置：后发际正中直上1寸（图2-21）。

功能：清热散风，醒脑开窍。

主治：头痛、项强、眩晕、失音、癫狂、痫证、中风。

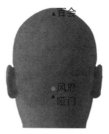

图 2-21　风府穴

22．百会

位置：后发际正中直上7寸头顶正中（图2-22）。

功能：健脑宁神，升阳举陷。

主治：头痛、眩晕、昏厥、中风失语、痫证、脱肛。

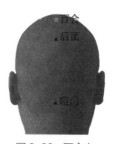

图 2-22　百会穴

23．神庭

位置：前发际正中直上0.5寸（图2-23）。

功能：清热镇痉，通窍止呕。

主治：头痛、眩晕、失眠、鼻渊、癫痫。

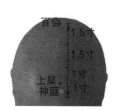

图 2-23　神庭穴

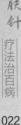
24. 水沟（人中）

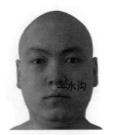

图 2-24　水沟穴

位置：人中沟正中线上1/3与下2/3交界处（图2-24）。

功能：清热开窍，理气益血。

主治：惊风、口眼歪斜、癫痫、腰肌强痛。

25. 承浆

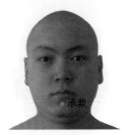

图 2-25　承浆穴

位置：颏唇沟的中点（图2-25）。

功能：清热散风，安神定志。

主治：口眼歪斜、牙痛、齿龈肿痛、暴喑。

胸腹部腧穴

1. 膻中

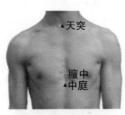

图 2-26　膻中穴

位置：在胸骨上，当两乳头中间取穴（图2-26）。

功能：宽胸利膈，止咳平喘。

主治：咳喘、胸闷、胸痛、心痛心悸、乳少、噎膈。

2. 巨阙

位置：前正中线，胸骨剑突下，脐下6寸（图2-27）。

功能：和中化滞，清心宁神。

主治：心脏病、精神病、胃病、呕吐、胆道蛔虫症、胰腺炎等。

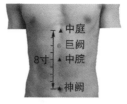

图2-27 巨阙穴

3. 中脘

位置：前正中线，脐上4寸（图2-28）。

功能：调胃益脾，温中化湿。

主治：胃炎、胃溃疡、胃下垂、胃痛、呕吐、腹胀、腹泻、便秘、消化不良、神经衰弱等。

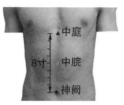

图2-28 中脘穴

4. 上脘

位置：前正中线，脐上5寸（图2-29）。

功能：调理脾胃，和中化湿。

主治：急（慢）性胃炎、胃扩张、胃痉挛、贲门痉挛、胃溃疡、十二指肠溃疡。

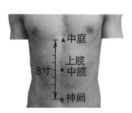

图2-29 上脘穴

5. 下脘

位置：前正中线，脐上2寸（图2-30）。

功能：健脾和胃，消积化滞。

主治：胃扩张、胃痉挛、慢性胃炎、消化不良、肠炎、肠梗阻、肠痉挛、便秘、腹胀等。

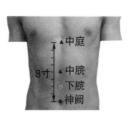

图2-30 下脘穴

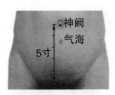

图2-31 气海穴

6. 气海

位置：前正中线，脐下1.5寸（图2-31）。

功能：补肾利水，温固下元。

主治：神经衰弱、腹胀、腹痛、痛经、月经不调、肠麻痹、阳痿、遗精、遗尿、膀胱炎、肾炎、肾绞痛等。

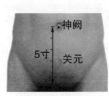

图2-32 关元穴

7. 关元

位置：前正中线，脐下3寸（图2-32）。

功能：培肾固本，清热利湿。

主治：腹痛、腹泻、痢疾、肾炎、尿路感染、痛经、盆腔炎、子宫下垂、功能性子宫出血、阳痿、遗尿等。

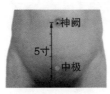

图2-33 中极穴

8. 中极

位置：前正中线，脐下4寸（图2-33）。

功能：通调冲任，清利膀胱。

主治：遗精、遗尿、尿闭、阳痿、早泄、月经不调、白带过多、不孕、肾炎、盆腔炎等。

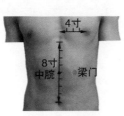

图2-34 梁门穴

9. 梁门

位置：前正中线旁开2寸，脐上4寸（图2-34）。

功能：健脾理气，和胃调中。

主治：厌食、呕吐、腹胀、腹痛、脘痛、疝痛、完谷不化、泄泻等。

10. 天枢

位置：平脐旁开2寸（图2-35）。

功能：调中和胃，理气健脾。

主治：急（慢）性胃炎、急（慢）性肠炎、菌痢、肠麻痹、便秘、腹膜炎、痛经、盆腔炎等。

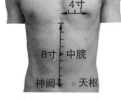

图2-35 天枢穴

11. 水道

位置：前正中线旁开2寸，脐下3寸（图2-36）。

功能：清热利湿，通调水道。

主治：肾炎、膀胱炎、尿闭、腹水、睾丸炎、前列腺炎、附件炎、月经不调等。

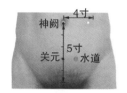

图2-36 水道穴

12. 膺窗

位置：乳腺上第三肋间，中线旁开4寸（图2-37）。

功能：清热解郁，理气活血。

主治：肺炎、胸膜炎、乳腺炎、乳汁不足、胸痛、咳喘、急慢性支气管炎等。

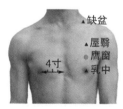

图2-37 膺窗穴

13. 中府

位置：胸前臂外上方，前正中线旁开6寸，平第一肋间隙（图2-38）。

功能：清宣上焦，疏调肺气。

主治：咳嗽、胸闷、肩背痛、喉痛、腹胀。

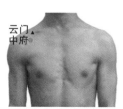

图2-38 中府穴

14. 云门

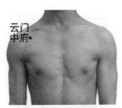

图2-39 云门穴

位置：前正中线旁开6寸，当锁骨外端下缘凹陷处（图2-39）。

功能：清热宣肺，止咳平喘。

主治：咳嗽、气喘、胸痛、胸中烦热、肩痛。

15. 天突

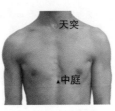

图2-40 天突穴

位置：胸骨切迹上缘正中，上0.5寸凹陷处（图2-40）。

功能：宣肺平喘，清热利湿。

主治：咳嗽痰多、牙关紧闭、脑炎后遗症、失音、咽喉炎、扁桃体炎等。

16. 缺盆

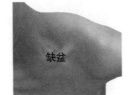

图2-41 缺盆穴

位置：锁骨中点上凹陷处，直对乳头（图2-41）。

功能：宽胸利膈，止咳平喘。

主治：上肢瘫痪、肩臂麻木、高血压、头痛、颈椎病、臂丛神经炎等。

17. 乳根

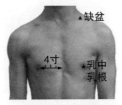

图2-42 乳根穴

位置：乳头下1.6寸处，约第五肋间（图2-42）。

功能：宣通乳络，活血化瘀。

主治：胸痛、咳嗽、气喘、呃逆、乳痛、乳汁少等。

18. 华盖

位置：胸骨正中线上，平第一肋间（图2-43）。

功能：宽胸利膈，清肺止咳。

主治：气喘、咳嗽、胸胁满痛、气管炎、肺气肿等。

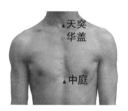

图2-43 华盖穴

19. 俞府

位置：锁骨下缘前正中线，旁开2寸（图2-44）。

功能：补肾纳气，祛痰定喘。

主治：咳嗽、气喘、胸痛、呕吐、腹胀等。

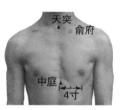

图2-44 俞府穴

20. 章门

位置：第十一肋端（图2-45）。

功能：舒肝健脾，降逆平喘。

主治：胸胁痛、胸闷、腹胀、小儿疳积、泄泻等。

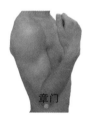

图2-45 章门穴

21. 期门

位置：乳头直下第六肋间隙（图2-46）。

功能：舒肝利胆，活血化瘀。

主治：胸胁胀痛、呕吐、腹胀、乳痈等。

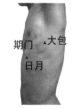

图2-46 期门穴

22. 日月

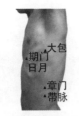

图2-47 日月穴

位置：男子乳头直下，第7肋间隙，前正中线旁开4寸（图2-47）。

功能：疏肝利胆，降逆止呕。

主治：肝胆疾患、胃病、膈肌痉挛等。

23. 京门

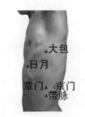

图2-48 京门穴

位置：第十二肋软骨尖端（图2-48）。

功能：疏肝理气，清热利尿。

主治：胁肋胀痛、小便不利、水肿、腹胀、泄泻、肠鸣、呕吐、腰痛等。

背部腧穴

1. 大椎

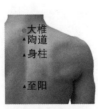

图2-49 大椎穴

位置：第七颈椎与第一胸椎棘突间正中处，低头时明显（图2-49）。

功能：益气养血，清热宁心。

主治：发烧、感冒、咳嗽、气喘、落枕、小儿惊风等。

2. 身柱

位置：第三、第四胸椎之间（图2-50）。

功能：宣肺平喘，镇静安神。

主治：支气管炎、肺炎、神经及精神病、瘫痪、发烧、胸膜炎等。

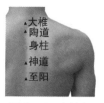

图2-50 身柱穴

3. 神道

位置：第五和第六胸椎棘突之间（图2-51）。

功能：清热散风，安神定志。

主治：心脏病、神经衰弱、癔症、心动过速、神经及精神病等。

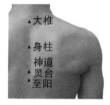

图2-51 神道穴

4. 灵台

位置：第六和第七胸椎棘突之间（图2-52）。

功能：清热通络，止咳平喘。

主治：心脏病、精神和神经病、咳嗽、哮喘、疔疮、胆道蛔虫症、胃痛等。

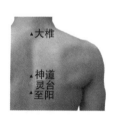

图2-52 灵台穴

5. 至阳

位置：第七和第八胸椎棘突之间（图2-53）。

功能：宣肺止咳，清热利湿。

主治：肝炎、胆囊炎、疟疾、胃痛、胰腺炎、胆道蛔虫症、肋间神经痛等。

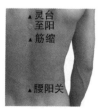

图2-53 至阳穴

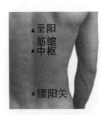

图2-54 筋缩穴

6. 筋缩

位置：第九与第十胸椎棘突之间（图2-54）。

功能：舒筋活络，清脑醒神。

主治：癫痫、腰背神经痛、强直性痉挛、胃肠痉挛、神经衰弱等。

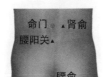

图2-55 命门穴

7. 命门

位置：第二与第三腰椎棘突之间（图2-55）。

功能：舒经调气，固精壮阳。

主治：遗尿、遗精、阳痿、带下症、子宫内膜炎、盆腔炎、附件炎、头痛、脊柱炎等。

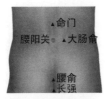

图2-56 腰阳关穴

8. 腰阳关

位置：第四和第五腰椎棘突之间（图2-56）。

功能：调益肾气，强壮腰脊。

主治：腰骶神经痛、下肢瘫痪、风湿性关节炎、月经不调、遗精、慢性肠炎等。

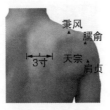

图2-57 天宗穴

9. 天宗

位置：肩胛骨冈下窝的中央（图2-57）。

功能：清热散结，宽胸解郁。

主治：肩背酸痛、颈项强直、上肢冷痛等。

10. 上髎

位置：在第一骶后孔中（图2-58）。

功能：补益下焦，强健腰膝。

主治：肾炎、膀胱炎、遗精、阳痿、月经不调、不孕症、腰肌劳损等。

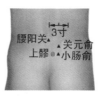

图2-58　上髎穴

11. 次髎

位置：在第二骶后孔中（图2-59）。

功能：强健腰脊，调经止带。

主治：腰脊痛、坐骨神经痛、子宫内膜炎、月经不调、遗精、阳痿、睾丸炎等。

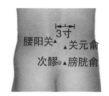

图2-59　次髎穴

12. 中髎

位置：在第三骶后孔中（图2-60）。

功能：补肾调经，清热利湿。

主治：腰骶部疼痛、泄泻、便秘、小便不利、月经不调、下肢瘫痪等。

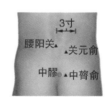

图2-60　中髎穴

13. 下髎

位置：在第四骶后孔中（图2-61）。

功能：补肾调经、疏利下焦。

主治：腰肌劳损、坐骨神经痛、肠炎、痢疾、前列腺炎、痛经、宫颈糜烂等。

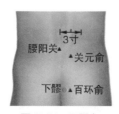

图2-61　下髎穴

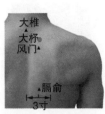
图2-62 大杼穴

14. 大杼

位置：第一胸椎棘突下旁开1.5寸（图2-62）。

功能：祛风解表，和血舒筋。

主治：发热、咳嗽、项强、肩胛酸痛等。

15. 风门

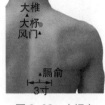
图2-63 风门穴

位置：第二胸椎棘突下旁开1.5寸（图2-63）。

功能：祛风宣肺，清热消肿。

主治：伤风、咳嗽、发热、头痛、目眩、项强、腰背痛等。

16. 肺俞

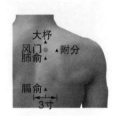
图2-64 肺俞穴

位置：第三胸椎棘突下旁开1.5寸（图2-64）。

功能：宣通肺气，清热和营。

主治：咳嗽、气喘、胸闷、胸痛、背肌劳损等。

17. 厥阴俞

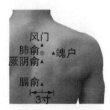
图2-65 厥阴俞穴

位置：第四胸椎棘突下旁开1.5寸（图2-65）。

功能：疏肝理气，和胃止呕。

主治：牙痛、呕吐、咳嗽、胸闷、心痛、胃脘痛等。

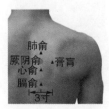

18. 心俞

位置：第五胸椎棘突下旁开1.5寸（图2-66）。

功能：疏通心络，宁心安神。

主治：失眠、心痛、心悸、梦遗、盗汗等。

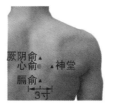

图2-66 心俞穴

19. 督俞

位置：第六胸椎棘突下旁开1.5寸（图2-67）。

功能：理气活血，疏通心脉。

主治：心脏病、腹痛、肠鸣、膈肌痉挛、脱发、皮肤病、乳腺炎等。

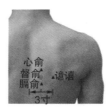

图2-67 督俞穴

20. 膈俞

位置：第七胸椎棘突下旁开1.5寸（图2-68）。

功能：和血理气，祛痰开膈。

主治：呕吐、噎膈、气喘、咳嗽、盗汗等。

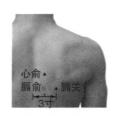

图2-68 膈俞穴

21. 肝俞

位置：第九胸椎棘突下旁开1.5寸（图2-69）。

功能：舒肝解郁，和血安神。

主治：黄疸、胁肋痛、吐血、目赤、目眩、视物不清、脊背痛等。

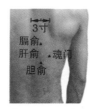

图2-69 肝俞穴

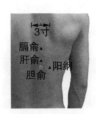

图2-70　胆俞穴

22. 胆俞

位置：第十胸椎棘突下旁开1.5寸（图2-70）。

功能：清泄湿热，健运中阳。

主治：胁肋痛、口苦、黄疸、胸满、肺痨等。

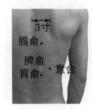

图2-71　脾俞穴

23. 脾俞

位置：第十一胸椎棘突下旁开1.5寸（图2-71）。

功能：健脾利湿，和胃调中。

主治：胃脘胀痛、黄疸、呕吐、消化不良、泄泻、小儿慢惊风等。

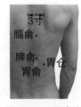

图2-72　胃俞穴

24. 胃俞

位置：第十二胸椎棘突下旁开1.5寸（图2-72）。

功能：调中和胃，化湿消滞。

主治：胃痛、腹胀、噎膈、小儿吐乳、消化不良等。

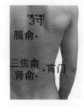

图2-73　三焦俞穴

25. 三焦俞

位置：第一腰椎棘突下旁开1.5寸（图2-73）。

功能：调气利水，通利三焦。

主治：肠鸣、腹胀、呕吐、泄泻、腰背强痛等。

26. 肾俞

位置：第二腰椎棘突下旁开1.5寸（图2-74）。

功能：补肾益气，聪耳明目。

主治：肾虚、腰痛、遗精、阳痿、早泄、月经不调、带下症等。

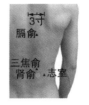

图2-74 肾俞穴

27. 气海俞

位置：第三腰椎棘突下旁开1.5寸（图2-75）。

功能：调补气血，通经活络。

主治：腰痛、痔漏、痛经、月经不调、腿膝不利等。

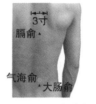

图2-75 气海俞穴

28. 大肠俞

位置：第四腰椎棘突下旁开1.5寸（图2-76）。

功能：疏调二肠，理气化滞。

主治：腰腿痛、腰肌劳损、腹痛、腹胀、泄泻、痢疾、便秘、痔漏等。

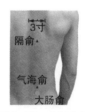

图2-76 大肠俞穴

29. 关元俞

位置：第五腰椎棘突下旁开1.5寸（图2-77）。

功能：补肾调经，调理下焦。

主治：腰痛、泄泻、遗尿、小便不利等。

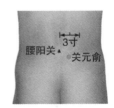

图2-77 关元俞穴

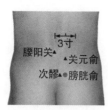

图2-78 膀胱俞穴

30．膀胱俞

位置：第二骶椎棘突下旁开1.5寸（图2-78）。

功能：补肾调经，调理下焦。

主治：小便不利、遗尿、泄泻、便秘、腰背强痛、遗精。

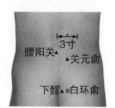

图2-79 白环俞穴

31．白环俞

位置：平第四骶骨孔、背正中线（图2-79）。

功能：清热利湿，疏调下焦。

主治：坐骨神经痛、腰骶痛、子宫内膜炎、盆腔炎、肛门疾患等。

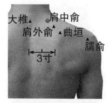

图2-80 肩中俞穴

32．肩中俞

位置：第七颈椎棘突下旁开2寸（图2-80）。

功能：清热明目，止咳平喘。

主治：咳嗽、哮喘、肩背痛、肩背风湿、颈椎病。

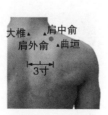

图2-81 肩外俞穴

33．肩外俞

位置：第一胸椎棘突下，距中线旁开3寸（图2-81）。

功能：通络利节，散寒止痛。

主治：咳嗽、肩背痛、颈椎病、肩周炎、上肢疾患。

34. 阳纲

位置：第十胸椎棘突下旁开3寸（图2-82）。

功能：清热利胆，和中化湿。

主治：肝胆疾病、蛔虫症、胃肠痉挛、消化不良。

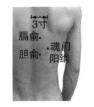

图2-82 阳纲穴

35. 天髎

位置：肩井穴下1寸（图2-83）。

功能：通经活络，疏筋利节。

主治：颈部、肩部疾病。

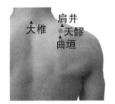

图2-83 天髎穴

36. 肩贞

位置：腋后纹尽端上1寸处（图2-84）。

功能：清热开窍，活血化瘀。

主治：耳鸣、耳聋、肩胛痛、上肢麻痹与疼痛。

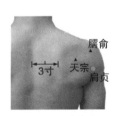

图2-84 肩贞穴

37. 肩髃

位置：上肩平举时，肩部出现两个凹陷，于前方凹陷处取之（图2-85）。

功能：通经活络，利节止痛。

主治：中风偏瘫、肩关节痛、肩周炎、上肢疾病。

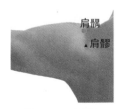

图2-85 肩髃穴

上肢腧穴

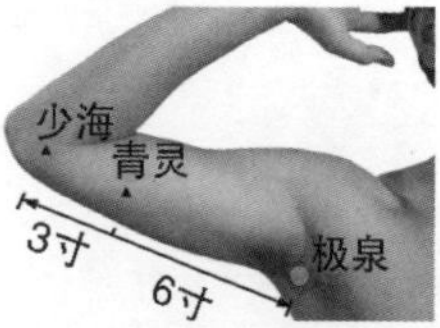

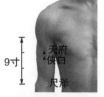

图2-86 极泉穴

1. 极泉

位置：腋窝正中（图2-86）。

功能：理气活血，消瘀散结。

主治：胸闷、胁肋痛、心痛、心悸、臂肘冷麻等。

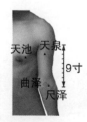

图2-87 尺泽穴

2. 尺泽

位置：肘横纹上，肱二头肌肌腱桡侧（图2-87）。

功能：清泄肺热，利咽止痛。

主治：肘臂挛痛、咳嗽、胸胁胀满、咽喉痛。

图2-88 曲泽穴

3. 曲泽

位置：肘横纹中，肱二头肌肌腱尺侧（图2-88）。

功能：清肺和胃，利气止痛。

主治：心痛、心悸、呕吐、胃痛、泄泻、热病、烦渴、咳嗽、肘臂挛痛。

4. 少海

位置：屈肘，当肘横纹内端与肱骨内上髁连线之中点（图2-89）。

功能：活血行气，宁心安神。

主治：心痛、肘臂挛痛、目眩、头颈痛、腋胁痛、暴喑、痫证等。

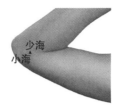

图 2-89　少海穴

5. 曲池

位置：屈肘侧掌成直角，当肘横纹外侧端凹陷中（图2-90）。

功能：疏风解表，调气和血。

主治：发热、牙痛、咽喉肿痛、手臂肿痛、肘痛、高血压。

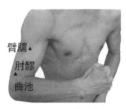

图 2-90　曲池穴

6. 合谷

位置：手背第一、二掌骨之间约平第二掌骨中点处（图2-91）。

功能：清热散风，安神定惊。

主治：头痛、牙痛、咽喉肿痛、手臂肿痛、指挛、口眼歪斜、便秘、经闭。

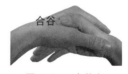

图 2-91　合谷穴

7. 阴郄

位置：腕横纹上0.5寸，尺侧腕屈肌肌腱的桡侧（图2-92）。

功能：通经活络，清心宁神。

主治：心痛、惊悸、骨蒸盗汗、吐血、衄血、暴喑、喉痹等。

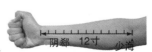

图 2-92　阴郄穴

8. 神门

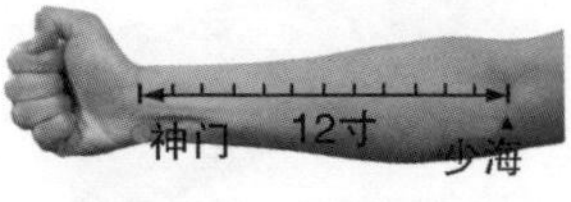

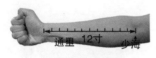

图2-93 神门穴

位置：腕横纹尺侧端，尺侧腕屈肌肌腱的桡侧缘凹陷中（图2-93）。

功能：泻热清心，镇静宁神。

主治：心痛、惊悸、怔忡、失眠、健忘、癫痫、遗溺、喘逆等。

9. 通里

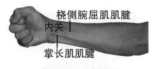

图2-94 通里穴

位置：腕后一寸（图2-94）。

功能：宁心安神、息风和营。

主治：心悸、怔忡、头晕、咽痛、暴暗、舌强不语、腕臂痛等。

10. 内关

位置：肘横纹上2寸，掌长肌肌腱与桡侧腕屈肌肌腱之间（图2-95）。

功能：理气宽胸，宁心安神。

主治：心痛、心悸、胸闷、胃痛、呕吐、神志失常、失眠、偏头痛。

图2-95 内关穴

桡侧腕屈肌肌腱
内关
掌长肌肌腱

11. 外关

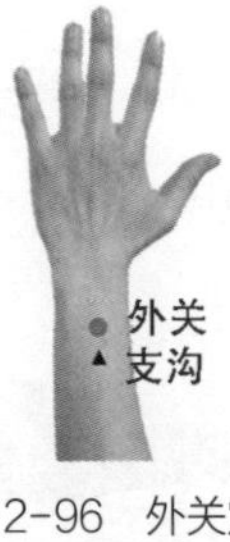

位置：腕背横纹上2寸，桡尺骨之间（图2-96）。

功能：理气活血，清热散风。

主治：热病、头痛、肘臂手指痛、屈伸不利。

图2-96 外关穴

外关
支沟

皮肤针
疗法治百病

12. 支沟

位置：腕背横纹上3寸，桡尺骨之间（图2-97）。

功能：清热开窍，通调肠胃。

主治：耳鸣、耳聋、暴喑、胁肋痛、便秘。

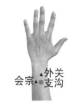

图 2-97　支沟穴

13. 阳谷

位置：腕背横纹尺侧端，尺骨茎突前凹陷中（图2-98）。

功能：清热散风，通经止痛。

主治：头痛、目眩、牙痛、耳鸣、耳聋、热病、腕痛。

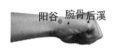

图 2-98　阳谷穴

14. 少泽

位置：小指尺侧，指甲角旁约0.1寸（图2-99）。

功能：通经开窍、活络利乳。

主治：发热、中风昏迷、心痛、乳少、咽喉肿痛等。

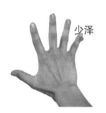

图 2-99　少泽穴

15. 中冲

位置：中指尖端中央（图2-100）。

功能：开窍苏厥，清心退热。

主治：心痛、中风昏迷、舌强不语，热病、舌下肿痛、小儿夜啼、中暑、昏厥。

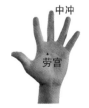

图 2-100　中冲穴

下肢腧穴

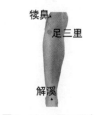

图2-101 足三里穴

1. 足三里

位置：犊鼻穴下3寸，胫骨前嵴外一横指处（图2-101）。

功能：健脾和胃，扶正培元。

主治：胃痛、呕吐、腹泻、便秘、下肢痿痹、膝胫酸痛、疳积、乳痈、虚痨。

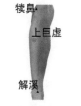

图2-102 上巨虚穴

2. 上巨虚

位置：足三里穴下3寸（图2-102）。

功能：理脾和胃，疏调理气。

主治：腹泻、便秘、胫前挛痛、下肢瘫痪、脚弱无力。

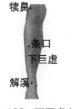

图2-103 下巨虚穴

3. 下巨虚

位置：上巨虚穴下3寸（图2-103）。

功能：调理肠胃，清热利湿。

主治：小腹疼痛、泄泻、痢下脓血、腰脊痛、乳痈、下肢痿痹、足跟痛。

4. 丰隆

位置：小腿前外侧，外膝眼与外侧踝尖连线的中点（图2-104）。

功能：健脾利湿，和胃化痰。

主治：头痛、咽痛、咳嗽、痰多、肢肿、便秘、癫狂。

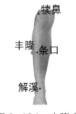

图 2-104　丰隆穴

5. 内庭

位置：足背第二、三趾间缝纹端（图2-105）。

功能：清降胃气，和肠化痰。

主治：牙痛、咽喉肿痛、胃痛、吐酸、腹胀、泄泻、便秘。

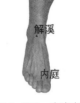

图 2-105　内庭穴

6. 三阴交

位置：外踝高点上3寸，胫骨内侧面的后缘（图2-106）。

功能：调和脾胃，分利湿热。

主治：失眠、腹胀纳呆、遗尿、小便不利、阳痿、遗精、崩漏、带下。

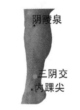

图 2-106　三阴交穴

7. 地机

位置：阴陵泉直下3寸（图2-107）。

功能：和脾理血，调理胞宫。

主治：腹痛、泄泻、水肿、小便不利、遗精。

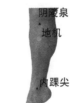

图 2-107　地机穴

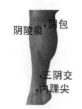

图 2-108 阴陵泉穴

8. 阴陵泉

位置：胫骨内侧踝下缘凹陷中（图 2-108）。

功能：清热化湿，疏调三焦。

主治：腹胀、泄泻、膝关节酸痛、小便不利、月经不调、赤白带下。

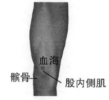

图 2-109　血海穴

9. 血海

位置：屈膝，髌骨内上缘上2寸（图 2-109）。

功能：调气和血，宣通下焦。

主治：月经不调、痛经、经闭、膝痛。

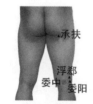

图 2-110　委中穴

10. 委中

位置：腘窝横纹中点（图2-110）。

功能：疏导腰膝，清泻血热。

主治：腰痛、膝关节屈伸不利、半身不遂、腹痛、吐泻、小便不利。

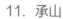

图 2-111　承山穴

11. 承山

位置：腓肠肌两肌腹之间凹陷的顶端（图2-111）。

功能：舒筋和血，和肠疗痔。

主治：腰腿痛、腓肠肌痉挛、痔疾便秘、疝气、脚气。

12. 昆仑

位置：外踝高点与跟腱间凹陷中（图2-112）。

功能：疏导经气，健腰强肾。

主治：腰痛、头痛、项强、目眩、鼻衄、踝关节扭伤。

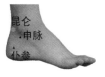

图 2-112　昆仑穴

13. 涌泉

位置：足底中线的前、中1/3交点处，足趾屈曲时呈凹陷处（图2-113）。

功能：滋阴降火，宁神苏厥。

主治：头顶痛、眩晕、昏厥、失眠、小儿发热惊风、便秘。

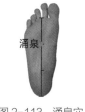

图 2-113　涌泉穴

14. 太溪

位置：内踝与跟腱之间的凹陷中（图2-114）。

功能：滋阴清热，益肾补虚。

主治：喉痛、牙痛、不寐、遗精、阳痿、月经不调、小便频数、腰痛。

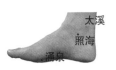

图 2-114　太溪穴

15. 居髎

位置：髂前上棘与股骨大转子高点连线的中点（图2-115）。

功能：疏肝健脾，清热利湿。

主治：腰腿痛、髋关节酸痛、疝气。

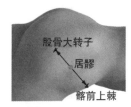

图 2-115　居髎穴

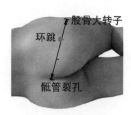

图 2-116 环跳穴

16. 环跳

位置：股骨大转子高点与骶管裂孔连线的外1/3与内2/3交界处（图2-116）。

功能：祛风除湿，舒筋利节。

主治：腰腿痛、偏瘫、痔疾、带下。

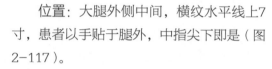

17. 风市

位置：大腿外侧中间，横纹水平线上7寸，患者以手贴于腿外，中指尖下即是（图2-117）。

功能：活血通络，祛风散寒。

主治：偏瘫、膝关节酸痛、遍身瘙痒、脚气。

图 2-117 风市穴

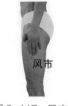

图 2-118 阳陵泉穴

18. 阳陵泉

位置：腓骨小头前下方凹陷中（图2-118）。

功能：祛风除湿，健骨强筋。

主治：膝关节酸痛、胁肋痛、下肢痿痹、麻木。

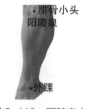

图 2-119 悬钟穴

19. 悬钟（绝骨）

位置：外踝高点上3寸，腓骨后缘（图2-119）。

功能：通经活络，强筋健骨。

主治：头痛、项强、下肢酸痛。

20. 丘墟

位置：外踝前下方，趾长伸肌肌腱外侧凹陷中（图2-120）。

功能：通络利节，疏肝利胆。

主治：踝关节痛、胸胁痛。

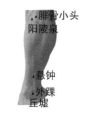

图2-120　丘墟穴

21. 足临泣

位置：足背第四、五趾间缝纹端1.5寸（图2-121）。

功能：泻火息风，明目聪耳。

主治：头痛、目眩、瘰疬、胁肋痛、足跗肿痛、足趾挛痛。

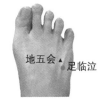

图2-121　足临泣穴

22. 大敦

位置：指外侧趾甲角旁约0.1寸（图2-122）。

功能：疏肝理气，回阳救逆。

主治：疝气、遗尿、经闭、崩漏、癫痫。

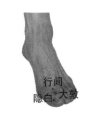

图2-122　大敦穴

23. 行间

位置：足背、第一、二趾间缝纹端（图2-123）。

功能：调经固冲，清肝明目。

主治：头痛、目眩、目赤肿痛、口噤、痛经、带下、中风、足跗疼痛。

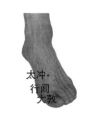

图2-123　行间穴

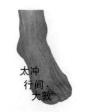

图2-124　太冲穴

24. 太冲

位置：足背、第一、二跖骨结合部之前凹陷中（图2-124）。

功能：舒肝解郁，平肝息风。

主治：头痛、眩晕、胁痛、遗尿、小便不利、月经不调。

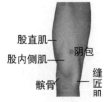

图2-125　阴包穴

25. 阴包

位置：股骨内上髁4寸，缝匠肌后缘（图2-125）。

功能：疏肝益肾，清热通络。

主治：小腹痛、阳痿、遗精、遗尿、小便不利、月经不调。

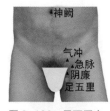

图2-126　足五里穴

26. 足五里

位置：耻骨联合上缘中点处旁开2寸，直下3寸（图2-126）。

功能：清热利湿，固尿止遗。

主治：小腹痛、小便不利、遗尿、睾丸肿痛。

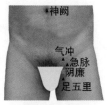

图2-127　阴廉穴

27. 阴廉

位置：足五里穴上1寸（图2-127）。

功能：疏肝理气，清热除湿。

主治：月经不调、带下、小腹痛。

经外奇穴

1. 印堂

位置：两眉头连线的中点（图2-128）。

功能：清热散风。

主治：头痛、鼻衄、鼻渊、失眠、小儿惊风。

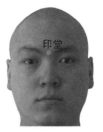

图 2-128　印堂穴

2. 太阳

位置：眉梢与目外眦之间后约1寸处的凹陷中（图2-129）。

功能：清头明目。

主治：头痛、感冒、目眩、目赤肿痛、口眼歪斜、牙痛。

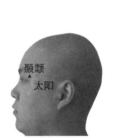

图 2-129　太阳穴

3. 夹脊

位置：第一腰椎至第五腰椎，各棘突下旁开0.5寸（图2-130）。

功能：通利关节，调整脏腑。

主治：脊椎疼痛强直、脏腑疾患以及强壮作用。

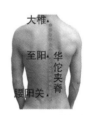

图 2-130　夹脊穴

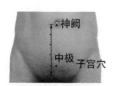

图 2-131 子宫穴

4. 子宫穴

位置：脐下4寸，旁开3寸（图2-131）。

功能：升提下陷，调经和血。

主治：子宫脱垂、月经不调、痛经、崩漏、疝气、腰痛。

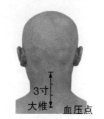

图 2-132 血压点穴

5. 血压点

位置：第六、七颈椎棘突之间旁开2寸（图2-132）。

功能：调节血压。

主治：高血压、低血压。

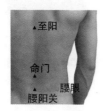

图 2-133 腰眼穴

6. 腰眼

位置：第四腰椎棘突下旁开3～4寸凹陷处（图2-133）。

功能：壮腰补肾。

主治：带下、腰痛、尿频、消渴、虚劳、月经不调。

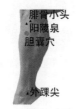

图 2-134 胆囊穴

7. 胆囊穴

位置：阳陵泉穴直下1～2寸间压痛最明显处（图2-134）。

功能：疏肝利胆，清热利湿。

主治：急慢性胆囊炎、胆石症、胆道蛔虫症、胆绞痛、胁痛、下肢痿痹。

8. 利尿穴

位置：脐下2.5寸（图2-135）。

功能：清利下焦。

主治：癃闭、淋证、血尿、遗尿、腹痛泄泻、痢疾。

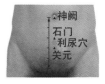

图 2-135　利尿穴

9. 阑尾穴

位置：小腿部外侧，足三里穴直下1～2寸间压痛最明显处（图2-136）。

功能：调肠腑，通积滞。

主治：急慢性阑尾炎、急慢性肠炎、胃脘疼痛、消化不良、下肢痿痹、胃下垂。

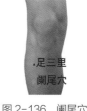

图 2-136　阑尾穴

10. 定喘

位置：第七颈椎棘突旁开0.5～1寸处（图2-137）。

功能：理气宣肺，止咳定喘。

主治：哮喘、咳嗽、落枕、瘾疹。

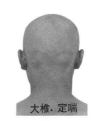

图 2-137　定喘穴

11. 安眠

位置：风池穴（乳突前下方，平耳垂后下缘的凹陷中）和翳风穴（项后枕骨下两侧，胸锁乳突肌与斜方肌之间凹陷中）连线的中点（图2-138）。

功能：镇静安神。

主治：失眠、眩晕、头痛、心悸、癫狂、烦躁。

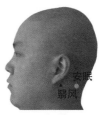

图 2-138　安眠穴

第三章

内科疾病皮肤针疗法

感冒

【概述】

感冒又称伤风、冒风、冒寒，是由于风邪侵袭肌表，侵犯肺卫所致。临床以鼻塞流涕、咳嗽、喷嚏、头痛、恶寒、发热、全身不适为主要表现。一般以风寒、风热两者为多见，夏令暑湿之邪亦可杂感而病。本病四季皆可发生，以冬春季常见。

【辨证分型】

1. 风寒感冒　恶寒发热，无汗，流清涕，鼻塞，咳嗽，痰量不多质清稀，可伴有咽部不适感，头痛，关节酸痛等症状。舌苔薄白，脉浮紧。

2. 风热感冒　身热恶风，头痛，咳嗽，痰色黄，可伴有咽部肿痛。口渴喜饮，舌苔薄白或微黄，脉浮数。

3. 暑湿感冒　身热，微恶风，汗少，鼻流浊涕，或口中黏腻，头重，胸闷，泛恶，苔腻，脉濡数。

【取穴】

主穴：大椎、风池、肺俞。

配穴：（1）风寒感冒配合谷、曲池。

（2）风热感冒配尺泽。

（3）暑湿感冒配足三里、阴陵泉。

局部皮肤常规消毒后，用皮肤针施以中度叩刺，每穴叩刺20～30下，以皮肤潮红为度。隔日1次，10次为1个疗程。

咳嗽

【概述】

咳嗽既是一个独立的证候，又是肺系疾病的一个症状。一般而言有声无痰为咳，有痰无声为嗽，临床上多痰声并见，难以截然分开。咳嗽的病因有外感、内伤之分，外感为六淫之邪犯肺，内伤为脏腑功能失调，内邪扰肺，其病机均为肺失宣肃，气机上逆。咳嗽相当于西医学的急、慢性支气管炎、支气管扩张、肺炎、支气管哮喘等病。

【辨证分型】

1. 肝火犯肺　咳嗽胸痛，痛连胁肋，痰少黏稠，咳吐不爽，面赤心烦，口苦咽干，苔薄黄少津，脉弦数。

2. 痰湿蕴肺　咳嗽反复发作，咳声重浊，胸脘痞闷，痰黏量多，或黏稠成块，纳少便溏，舌苔白腻，脉濡或滑。

3. 肺阴亏虚　其病缓慢，咳声短促无力，干咳少痰或无痰，口咽干燥，或潮热颧红，夜寐盗汗，神疲消瘦，舌红少苔，脉细数。

【取穴】

主穴：肺俞、太渊、膻中、阿是穴。

配穴：（1）肝火犯肺配行间、鱼际。

（2）痰湿蕴肺配中脘、丰隆、阴陵泉。

（3）肺阴亏虚配膏肓俞。

操作

局部皮肤常规消毒后，用皮肤针施以叩刺，实证施以中度刺激，至皮肤潮红，微见血为度；虚证施以轻度刺激，叩至皮肤潮红为宜。每日或隔日1次，10次为1个疗程。

哮喘

【概述】

哮喘是一种特征明显的疾病，多在几分钟内发作，可持续几小时甚至几天，以胸闷气喘、呼吸困难、喉中哮鸣有声为特征，严重者可见张口抬肩，鼻翼煽动，甚至唇甲紫暗，平卧不能。哮喘有一定的时间节律性，常在夜间及凌晨发作或加重，一年中常在秋冬季节发作或加重。此外，当遇到诱发因素时哮喘也可呈发作性加重。

【辨证分型】

1. 冷哮　呼吸急促，喉中痰鸣，胸痞满闷如塞，咳不甚，痰少咳吐不爽，面色晦暗，口不渴，喜热饮，天冷或受寒易发，舌苔白滑，脉弦紧或浮紧。

2. 热哮　呼吸急促，气粗息涌，喉中痰鸣，胸高胁胀，咳呛阵作，痰黄黏稠，排吐不利，口渴喜饮，口苦，不恶寒，舌质红，苔黄腻，脉滑数或弦滑。

3. 虚哮　形体消瘦，素体怯寒，气少无力，腰酸肢软，呼吸急促，喉中痰鸣，舌淡苔少，脉象虚弱。

【取穴】

主穴：定喘、膻中、天突。
配穴：（1）冷哮配风门、列缺。
（2）热哮配尺泽、中脘、丰隆。
（3）虚哮配膏肓俞、气海、太渊、中府、肾俞、命门。

操作

局部皮肤常规消毒后，用皮肤针施以叩刺，冷哮、热哮施以中度或重度刺激，至皮肤潮红，微见出血为宜，叩刺后可配合拔罐，出血不宜过多；虚哮施以轻度刺激，以皮肤潮红为度，可配合艾灸定喘、肺俞两穴，每穴灸15分钟。发作期每日1次，间歇期隔日1次，10次为1个疗程。

呃逆

【概述】

呃逆表现为喉间呃呃连声，发声短而频繁，不能自制。轻者持续数分钟可不治而愈，严重者可持续几小时甚至几天，严重影响进食、谈话、呼吸以及睡眠。西医称之为膈肌痉挛，胃炎、幽门梗阻或其他急性传染病也可见呃逆的症状，须辨别并对症处理。

【辨证分型】

1. **实证** 呃声响亮有力，连续发作，形体壮实，胸脘满闷，烦渴，尿黄便结，苔黄腻，脉滑实。

2. **虚证** 呃声低微断续，面色少华，手足不温，舌淡，脉沉细。

【取穴】

主穴：内关、中脘、膻中、足三里、脾俞、胃俞。
配穴：（1）实证配内庭、太冲。
（2）虚证配气海、关元。

操作

　　局部皮肤常规消毒后，用皮肤针施以叩刺，实证施以中度刺激，虚证施以轻度刺激，每穴叩刺20~30下，以局部潮红为度。其中，气海、关元用温和灸，每穴灸15分钟。若效果不显，加叩刺颈前区。每日或隔日1次，10次为1个疗程。

呕吐

【概述】

　　呕吐是临床常见的一种病症，指食物或痰涎由胃上逆经口而出，可伴有胃痛、胃胀、头晕恶心。呕吐见于多种消化系统疾病，如急慢性胃炎、急性胰腺炎、反流性食管炎、幽门梗阻、胃及十二指肠溃疡等；此外中枢神经系统疾病、全身性疾病、中毒等均可引起呕吐。因各种原因导致中焦脾胃不和，胃气上逆，以呕吐为主要表现者均可按本节介绍的方法进行治疗。

【辨证分型】

　　1. 外邪犯胃　突然呕吐，可伴有发热恶寒、头晕头痛、身痛、胸脘满闷等症状。舌苔多白腻，脉濡缓。

　　2. 饮食停滞　呕吐物酸臭，伴有腹胀、胸脘满闷、嗳气厌食等症状。大便臭秽或秘结或溏薄。舌苔厚腻，脉滑。

3. 痰饮内阻　呕吐痰涎，胸脘满闷，不思饮食，可伴有头晕心悸等症状。舌苔白腻，脉滑。

4. 肝气犯胃　呕吐泛酸，伴有频繁嗳气，胸胁闷痛，可伴有头晕头痛等症状。舌边红，舌苔薄腻，脉弦。

5. 脾胃虚寒　饮食稍有不慎即易呕吐，面色苍白，神倦乏力，四肢不温，可见大便溏薄。舌质淡，舌苔薄白，脉濡弱。

6. 胃阴不足　呕吐反复发作，咽干口燥，饥而不欲食。舌红津少，脉细数。

【取穴】

主穴：中脘、内关、足三里。

配穴：（1）外邪犯胃配大椎、外关。

（2）饮食停滞配中脘、天枢。

（3）痰饮内阻配丰隆、阴陵泉。

（4）肝气犯胃配期门、太冲。

（5）脾胃虚寒配脾俞、公孙。

（6）胃阴不足配脾俞、三阴交。

操作

　　局部皮肤常规消毒后，用皮肤针施以叩刺，实证施以中度叩刺，虚证施以轻度叩刺，各穴位皮区叩刺20～30下，以皮肤潮红为度。隔日1次，10次为1个疗程。

胃痛

【概述】

胃痛是临床上常见的病症，又称胃脘痛，以胃脘近心窝处发生的疼痛为主要表现。胃痛多见于急慢性胃炎、胃、十二指肠溃疡、胃神经官能症、胃黏膜脱垂、胃下垂、胰腺炎、胆囊炎及胆石症等病。临床治疗胃痛时首先要分虚实，凡病程长，痛处喜按，饥时痛重，纳后痛减者，多属虚证；凡病程短，痛处拒按，饥时痛轻，纳后痛增者，多属实证。其次应根据寒、热、气滞、血瘀等不同病因对证治疗。

【病因病机】

本病的病因主要与情志不畅、饮食不节、劳累、受寒等因素有关。

1. 肝气郁滞　忧思恼怒，情志不畅，肝郁气滞，疏泄失职，横逆犯胃侮脾，可使脾胃升降失常，气血窒滞不畅，而致胃脘痛。

2. 饮食积滞　饥饱无常或暴饮暴食，损伤脾胃之气，脾失运化，胃气不降，中土窒滞，则胃脘胀痛；或过食生冷，寒积胃脘，气血凝滞不通，致胃寒作痛；或恣食肥甘辛辣，过饮烈酒，损伤脾胃，以致湿热内生，阻滞中焦，气血不和，而致胃痛。

3. 脾胃虚弱　素体脾胃虚弱，先天禀赋不足；或胃病经久不愈，反复发作，耗伤脾胃之气；或劳倦内伤，耗伤脾气；或用药不当，损伤脾胃，均可导致脾胃虚弱。偏于阳虚者，常因饮食不节，或过食生冷，或触冒风寒而诱发。偏于阴虚者，常因进食燥热辛辣之品，或情志郁结而诱发，若脾虚不能统血，血渗脉外，可致呕血、便血。

【辨证分型】

1. 寒凝气滞　胃脘疼痛暴作，疼痛剧烈，得温则痛减，遇寒则痛增，恶寒喜暖，口不渴，喜热饮，或伴恶寒，舌苔薄白，脉弦紧。

2. 胃热壅盛　胃脘灼热隐痛，烦渴喜冷饮，咽干口燥，可兼见口臭，牙周肿痛，大便干结，小便短黄，舌红苔黄厚，脉洪大。

3. 饮食积滞　胃脘胀满，疼痛拒按，嗳腐吞酸，嘈杂不舒，呕吐或矢气后痛减，大便不爽，舌苔厚腻，脉滑。

4. 肝气郁滞　胃脘胀满，痛连两胁，嗳气频频，吞酸，善太息，大便不畅，每因情志因素而诱发，心烦易怒。舌苔薄白，脉弦。

5. 气滞血瘀　病程较长，胃脘刺痛拒按，痛处固定，食后痛甚，或有呕血黑便，舌质紫暗或有瘀斑，脉细涩。

6. 脾胃虚寒　胃脘疼痛隐隐，痛处喜按，空腹痛甚，得食痛减。可兼见泛吐清水，喜暖，大便溏薄，神疲乏力，或手足不温。舌质淡，舌苔薄白，脉虚弱或迟缓。

【取穴】

主穴：中脘、足三里、内关。

配穴：（1）寒凝气滞配公孙。

（2）胃热壅盛配行间、内庭、合谷。

（3）饮食积滞配天枢、承满。

（4）肝气郁滞配太冲、期门。

（5）气滞血瘀配膈俞、血海。

（6）脾胃虚寒配气海、神阙（灸）。

操作　局部皮肤常规消毒后，用皮肤针施以叩刺，实证施以中度叩刺，虚证施以轻度叩刺，各穴位皮区叩刺20～30下，以皮肤潮红为度。脾胃虚寒型灸气海、神阙各15分钟。瘀血停滞型叩刺后可配合拔罐5～10分钟。胃脘痛甚，症状明显时采用较重刺激手法。每日或隔日1次，10次为1个疗程。

腹痛

【概述】

腹痛指胃脘部以下、耻骨联合以上部位发生的疼痛，包括脘腹、胁腹、脐腹、少腹等。中医学认为引起腹痛的原因包括寒、热、食积、血瘀、湿滞、痰阻、虫积等。西医将腹痛分为急性与慢性两类，病因极为复杂，包括炎症、肿瘤、出血、梗阻、穿孔、创伤等。

【辨证分型】

1. **寒凝腹痛** 腹痛，痛势急暴，遇冷则重，得温则痛减，口淡不渴，怕冷，喜蜷卧，小便清利，大便溏薄，舌苔白或白腻，脉沉紧或沉弦。

2. **热结腹痛** 腹痛腹胀，硬满拒按，身热，口干渴，小便黄赤，大便秘结。舌苔黄腻或焦黄起刺，脉洪数或弦数、沉实有力。

3. **虚寒腹痛** 腹痛绵绵，时作时止，劳累后痛甚，得温则舒，按之痛减，可兼见气短，神疲乏力，大便溏薄。舌质淡苔薄白，脉沉细。

4. **气滞腹痛** 腹胀闷痛，痛无定处，痛引两胁或少腹，嗳气或矢气后痛减，往往因情绪变动而发作或加重，舌苔薄白，脉弦。

5. **瘀血腹痛** 腹痛刺痛拒按，痛处固定，经久不愈，舌质紫黯或有瘀斑，脉沉细或涩。

6. **食积腹痛** 腹部胀痛拒按，恶食，嗳腐吞酸，可伴有恶心呕吐、便秘或腹泻，泻后疼痛可减，舌苔厚腻，脉滑实。

【取穴】

主穴：中脘、天枢、足三里。

配穴：（1）寒凝腹痛配内关、公孙。

（2）热结腹痛配曲池、合谷。

（3）虚寒腹痛配脾俞、关元、神阙（灸）。

（4）气滞腹痛配期门、太冲。

（5）淤血腹痛配膈俞、期门、三阴交。

（6）食积腹痛配里内庭、下脘。

操作

局部皮肤常规消毒后，用皮肤针施以叩刺，实证以中度或重度叩刺为宜，虚证以轻度叩刺为宜，每穴叩刺15~20下，以局部潮红为度。虚寒腹痛加灸气海、神阙各15分钟。瘀血腹痛叩刺后可配合拔罐5~10分钟。

泄泻

【概述】

泄泻，又称腹泻，是指排便次数增多，粪便稀薄，或泻出如水样，一般无脓血和里急后重。大便质薄而势缓者为泄，大便如水而势急者为泻，因消化系统发生功能性或器质性病变而出现。本病一年四季均可发生，但以夏秋两季多见，临床可分为急性泄泻和慢性泄泻两类。泄泻多见于西医学的急慢性肠炎、胃肠功能紊乱、过敏性肠炎、溃疡性结肠炎、肠结核等。

【辨证分型】

1. **寒湿泄泻**　发病势急，大便清稀，水谷相混，肠鸣腹痛，口不渴，身寒喜温，舌淡，苔白滑，脉迟缓。

2. **湿热泄泻**　腹痛，泻下急迫，便稀有黏液，泻而不爽，肛门灼热，口渴喜冷饮，小便短赤，舌红，舌苔黄腻，脉濡数。

3. **伤食泄泻** 肠鸣腹痛，便色黄褐，伴有未消化的食物，气味恶臭，泻后痛减。嗳腐吞酸，不思饮食，舌苔垢浊或厚腻，脉滑。

4. **脾虚泄泻** 发病势缓，病程较长，稍进食油腻则大便次数增加，便溏薄，时作时止，可伴有腹胀肠鸣。面色萎黄，神疲肢倦，舌淡苔薄，脉细弱。

5. **肾虚泄泻** 黎明之前腹中微痛，肠鸣即泻，泻后痛减，形寒肢冷，腰膝酸软，舌淡苔白，脉沉细。

【取穴】

主穴：中脘、天枢、足三里。

配穴：（1）寒湿泄泻配合谷、上巨虚。

（2）湿热泄泻配合谷、内庭。

（3）伤食泄泻配脾俞、胃俞、里内庭、下脘。

（4）脾虚泄泻配脾俞、胃俞、三阴交。

（5）肾虚泄泻配肾俞、关元、章门。

操作

局部皮肤常规消毒后，用皮肤针施以叩刺，实证施以中度刺激，虚证施以轻度刺激，每穴叩刺20~30下，以皮肤潮红为度。脾虚泄泻和肾虚泄泻可配合艾灸30分钟。隔日1次，10次为1个疗程。

便秘

【概述】

便秘指粪便在肛管内通过困难，运出时间延长，排出次数明显减少，粪质干硬成结，排出困难的病理现象。便秘的主要表现是大便次数减少，间隔时间延长，或次数正常但粪质干燥，排出困难，或粪质不干但排出不畅。可伴有腹胀、腹痛、食欲减退、嗳气反胃等症状。常可在左下腹扪及粪块或痉挛之肠型。有些人数天才排便一次，但无不适感，原则上只要排便无痛苦、通畅，就不能称为便秘。若有大便干燥，排出困难，排便后有不适感，甚至腹部胀满、头昏乏力等症状时，无论其大便间隔时间多长，都被看作是便秘。

【辨证分型】

1. 实证　大便秘结，坚涩难下，腹胀而痛，伴头痛恶心，小便黄赤，苔黄脉实。

2. 虚证　大便秘结，头晕目眩，神疲乏力，食欲不振，排便时努挣乏力，舌淡苔薄，脉细。

【取穴】

主穴：天枢、上巨虚、支沟、大肠俞、丰隆、胃俞、脾俞。

配穴：（1）实证配中脘、足三里、次髎。

（2）虚证配关元、气海、照海。

局部皮肤常规消毒后，用皮肤针施以叩刺，实证以中度或重度叩刺为宜，虚证以轻度叩刺为宜，每穴叩刺15～20下，以局部潮红为度。关元、气海用温和灸，每穴灸15分钟。可配合腹部顺逆时针按摩。每日1次，大便正常后改为隔日1次，持续1个月，以巩固疗效。

不寐

【概述】

不寐是以经常不能获得正常睡眠为特征的一种病证。

【辨证分型】

1. 肝火上扰　失眠，性情急躁，多梦，头痛口苦，胁胀，脉弦。

2. 心脾两虚　难于入睡，多梦易醒，心悸健忘，体倦神疲，饮食无味，面色少华，舌淡苔薄，脉细弱。

3. 心肾不交　心烦不眠，头晕耳鸣，口干津少，五心烦热，舌质红，脉细弱，或兼见梦遗，健忘，心悸，腰酸等症。

4. 胃气不和　失眠而胃脘胀痛堵闷，不思饮食，大便不爽，苔腻脉滑。

【取穴】

主穴：神门、神庭、安眠、夹脊穴。

配穴：（1）肝火上扰配行间、风池、太阳。

（2）心脾两虚配心俞、脾俞、足三里。

（3）心肾不交配心俞、太溪、照海。

（4）胃气不和配中脘、天枢。

操作

　　患者俯卧位，局部皮肤常规消毒后，用皮肤针沿第1～第12胸椎两侧华佗夹脊穴自上而下施以轻度叩刺5～10遍，再加拔罐5～10分钟。虚证以轻度叩刺为宜，实证以中度叩刺为宜，每穴叩刺20～30下，以局部潮红为度。隔日1次，10次为1疗程。

多寐

【概述】

　　多寐是一种原因不明的睡眠障碍，主要表现为长期的警醒程度减退和发作性的不可抗拒的睡眠。多于儿童或青年期起病。多数患者伴有猝倒症、睡眠麻痹、睡眠幻觉等其他症状，合称为发作性睡病四联症。本病多见于缺睡的正常人。

【辨证分型】

1. 痰湿困脾　多见于形体肥胖之人，胸闷，纳呆，大便不爽，痰多泛恶，身重嗜睡，舌苔白腻，脉濡缓。

2. 脾气不足　多见于病后或高龄人，神疲食少，食后困倦嗜睡，懒言，易汗，舌淡苔薄白，脉虚弱。

3. 肝郁脾虚　长期忧愁思虑，精神萎靡不振，头昏欲睡，多梦时有两胁不适，纳呆食少，大便不利，舌苔薄白或稍腻，脉玄细或涩。

4. 血虚　面色萎黄无华，纳呆食少，精神萎靡，心悸气短懒言，头晕目眩，舌淡苔薄白，脉沉细无力。

5. 湿浊蒙蔽　头重如裹，口干黏不思饮水，胸闷不饥，二便不利，舌苔厚腻。

【取穴】

主穴：百会、四神聪。

配穴：（1）痰湿困脾配丰隆、阴陵泉、脾俞。

（2）脾气不足配中脘、脾俞、气海。

（3）肝郁脾虚配太冲、肝俞、脾俞。

（4）血虚配足三里、脾俞。

（5）湿浊蒙蔽配阴陵泉、丰隆。

操作

　　局部皮肤常规消毒，四神聪用皮肤针以百会为中心向外轻度叩刺，其他穴位实证施以中度叩刺，虚证施以轻度叩刺，每个穴位叩刺20~30次，以局部稍有出血点为宜，用消毒干棉球擦净即可。隔日1次，10次为1个疗程。

虚劳

【概述】

虚劳指长期劳心或劳力过度所导致的虚弱性疾病，又称为虚损，是中医内科学中范围最广的一个病证。各种慢性疾病迁延反复，到了最后阶段以脏腑阴阳气血亏虚为表现的病证均属于虚劳。西医学中慢性消耗性和功能衰退性疾病，出现类似虚劳的临床表现时，亦可以按照本章节介绍的方法辨证论治。

【辨证分型】

1. **肾虚心怯型**　精神萎靡，头晕脑鸣健忘，注意力不集中，腰腿酸软，四肢欠温，夜尿偏多，心悸心慌，易惊易恐，失眠多梦，舌淡红质嫩胖，苔薄，脉细小濡，偶见结代。

2. **阴虚阳亢型**　面色潮红，烘热盗汗，心悸心慌，心烦易怒，神倦欲卧而不得眠，口舌生疮，头目眩晕，腰足酸软，小便色深，大便偏干，舌红尖起刺少津，脉细小数。

3. **肝郁血虚型**　精神紧张，焦虑不安，忧郁苦闷，容易激动，面色少华，头目眩晕，肢体麻木，心悸怔忡，健忘多梦，或彻夜不眠，胁肋疼痛，妇女月经失调，舌淡苔薄，脉细弦或细涩。

4. **脾虚湿困型**　全身倦怠，四肢困乏，头重如裹，口淡口黏，纳谷无味，胃脘痞闷，腹胀便溏，寐不安宁，舌淡质胖边有齿痕、苔白滑，脉濡滑。

5. **气虚血瘀型**　面色黧黑，神倦懒言，头胀头痛，肢体麻木，心悸气短，胸闷气憋刺痛，渴不多饮，心烦不安，纳呆腹胀，大便不畅，夜寐欠安，舌淡质紫或瘀，苔薄腻体胖，脉细涩无力。

【取穴】

主穴：心俞、肺俞、肝俞、脾俞、胃俞、肾俞。

配穴：（1）肾虚心怯型配命门、胆俞。

（2）阴虚阳亢型配太溪、太冲。

（3）肝郁血虚型配太冲、脾俞、胃俞、足三里。

（4）脾虚湿困型配脾俞、阴陵泉。

（5）气虚血瘀型配气海、脾俞、足三里、膈俞。

操作　患者俯卧位，局部皮肤常规消毒后，用皮肤针施以叩刺，先轻叩主穴10～15遍，后加拔罐5～10分钟。余穴实证施以中度叩刺，虚证施以轻度叩刺，每穴叩刺20～30下，以局部皮肤潮红为度。隔日1次，10次为1个疗程。

痴呆

【概述】

痴呆是指意识清楚的患者由于各种躯体疾病而引起持续性高级神经功能的全面障碍，包括记忆力、解决日常生活问题的能力，已习得的技能，正确的社交技能和控制情绪反应能力的障碍，最终导致精神功能衰退的一组后天获得的综合征。

【辨证分型】

1. 髓海不足　头晕耳鸣，怠惰思卧，毛发焦枯，骨软痿弱，舌淡苔白，脉沉细弱，两尺无力。

2. 肝肾亏虚　颧红盗汗，眩晕耳鸣，肌肤不荣，舌红少苔，脉弦细数。

3. 脾肾两虚　倦怠流涎，四肢欠温，纳呆乏力，腹胀便溏，舌淡体胖，苔白滑，脉沉弱无力。

4. 心肝火盛　眩晕头痛，心烦不寐，咽干舌燥，尿赤便干，舌红便干，舌红苔黄，脉弦数。

5. 痰浊阻窍　头痛如裹，腹胀痞满，呆钝少言，倦怠嗜睡，舌淡苔厚腻，脉濡滑。

6. 气滞血瘀　神情呆滞，智力减退，语言颠倒，善忘，口干不欲饮，久病反复加重，或肢体麻木不遂，舌质紫暗有瘀斑、苔薄白，脉弦细或涩。

【取穴】

主穴：百会、四神聪、神庭、心俞、神门。

配穴：（1）髓海不足配悬钟。

（2）肝肾亏虚配肝俞、肾俞、太溪。

（3）脾肾两虚配脾俞、肾俞、命门。

（4）心肝火盛配肝俞、行间。

（5）痰浊阻窍配丰隆。

（6）气滞血瘀配合谷、太冲、膈俞。

局部皮肤常规消毒后，用皮肤针施以叩刺，实证施以中度叩刺，虚证施以轻度叩刺，每个穴位叩刺20～40下，以局部皮肤红晕为度。其中太冲点刺放血2～3滴。隔日1次，10次为1个疗程。疗程间隔为3～5日。

中风后遗症

【概述】

中风是指猝然昏仆、不省人事伴半身不遂、口眼歪斜、言语不利；或不经昏仆而以半身不遂为主症的一种疾病。中风后遗症是中风经抢救后留有的半身不遂、言语不利、口眼歪斜等后遗症。

【辨证分型】

1. 气虚夹瘀型　头眩晕，精神不振，气短乏力，半身不遂，口眼歪斜，言语不利，脉细涩无力，舌淡苔白，或有齿印。

2. 血瘀痰滞型　头眩或痛，口眼歪斜，口角流涎，言语謇涩，舌根强硬，舌难外伸，半身不遂，脉涩或弦，舌质红或带紫斑，苔白。

【取穴】

主穴：皮层运动区、感觉区在头部皮肤的投影。

配穴：（1）半身不遂配上肢肩髃、臂臑、曲池、手三里、外关、合谷等穴；下肢髀关、伏兔、梁丘、足三里、悬钟、三阴交、太冲等穴。

（2）语言不利配廉泉、金津、玉液。

（3）口角歪斜配地仓、颊车、承浆、夹承浆、禾髎。

（4）气虚夹瘀型配气海、脾俞、胃俞、膈俞。

（5）血淤瘀滞型配膈俞、血海、丰隆。

操作　局部皮肤常规消毒，用皮肤针轻度叩刺皮层运动区、感觉区在头部皮肤的投影10～20遍，其他穴位宜中度叩刺，每穴叩刺20～30卜，至皮肤潮红为度。四肢、躯干部的穴位叩刺后可加拔罐5～10分钟。金津、玉液用三棱针点刺出血1～2滴。可配合推拿治疗。每日或隔日1次，10次为1个疗程。

眩晕

【概述】

眩是眼花，晕是头晕。其特点为患者自觉周围景物旋转或自身旋转，二者常同时出现，故统称眩晕。本病轻者闭目即止，重者可伴有恶心、呕吐、出汗甚至昏倒。常见于梅尼埃病、迷路炎、前庭神经元炎、椎基底动脉供血不足、高血压病等。

【辨证分型】

1. 肝阳上亢　眩晕耳鸣，头痛且胀，每因烦劳或恼怒而头晕、头痛加剧，面时潮红，急躁易怒，少寐多梦，口苦，舌质红，苔黄，脉弦。

2. 气血亏虚　眩晕动则加剧，劳累即发，面色光白，唇甲不华，发色不泽，心悸少寐，神疲懒言，饮食减少，舌质淡，脉细弱。

3. 肾精不足　眩晕而见精神萎靡，少寐多梦，健忘，腰膝酸软，遗精，耳鸣。偏于阴虚者，五心烦热，舌质红，脉弦细数。偏与阳虚者，四肢不温，形寒怯冷，舌质淡，脉沉细无力。

4. 痰浊中阻　眩晕而见头重如蒙，胸闷恶心，食少多寐，苔白腻，脉濡滑。

【取穴】

主穴：四神聪、风池、合谷、太冲、阿是穴。

配穴：（1）肝阳上亢配太冲、太溪。

（2）气血亏虚配气海、脾俞、胃俞、足三里。

（3）肾精不足配太溪、悬钟、肾俞。

（4）痰浊中阻配丰隆、中脘。

操作

　　局部皮肤常规消毒后，用皮肤针施以叩刺，实证以中度叩刺为宜，虚证以轻度叩刺为宜，每穴叩刺20~30下，以皮肤潮红为度。隔日1次，10次为1个疗程。

头痛

【概述】

　　头痛是临床上最常见的症状，通常指局限于眉弓以上、耳轮发际线以上和枕外隆突连线以上部位处发生的疼痛。头痛可概括分为原发性头痛和继发性头痛，两类又分成若干子类。头痛的中医学分类方法可归纳为如下几种：①按疼痛部位分为正头痛、偏头痛、巅顶痛、眉骨痛、太阳穴痛等。②按经络理论和兼症分为太阳头痛、阳明头痛、少阳头痛、太阴头痛、少阴头痛、厥阴头痛。③按病因分为外感、内伤两大类，包括风寒头痛、湿热头痛、痰浊头痛、血瘀头痛、气虚头痛等。④按病情轻重、病程长短、发作规律分为真头痛、头风等。

【病因病机】

　　主要由于风寒外袭，上犯巅顶；或风热上扰，气血逆乱；或因肝郁化火伤阴，上扰清空；或由脾虚致气血生化不足，不能上荣于脑或由脾不化湿，痰浊内生，或为肾精亏虚，脑失所养而致病。

1. 风寒头痛　起病较急，痛连项背，偏头或满头紧痛、掣痛。恶寒重，发热轻，鼻塞流清涕；或恶寒、发热均无，头痛独重，遇风加剧。舌苔薄白，脉浮或浮紧。

2. 风热头痛　起病较急，头痛而胀，甚至头痛如裂。发热重，恶寒轻，面红目赤，口渴咽干，鼻流浊涕，或有牙痛，便秘溲黄。舌质红，苔黄，脉浮数。

3. 风湿头痛　头痛且沉重如裹，有紧缚感，四肢困重，天阴转甚。胸闷纳呆，口黏无味，小便不利，大便或溏。舌苔白腻，脉濡。

4. 肝阳头痛　头胀痛而晕，痛处多在偏侧或巅顶，有搏动感，遇怒加重。性急心烦，失眠多梦；头重脚轻，面部烘热，耳中蝉鸣，口苦咽干；或有筋惕肉。舌质红，苔薄黄，脉弦细或弦数。

5. 肾虚头痛　头痛而空，兼见眩晕，遇劳加重。腰膝酸软，神疲乏力，易健忘。肾阳虚者见四肢不温，小便频数，舌质淡白，脉沉迟无力；肾阴虚者见遗精带下，耳鸣少寐，舌质红，少苔，脉细无力。

6. 血虚头痛　头痛而晕，起则痛增，卧则痛减，伴有心悸不宁，神疲乏力，健忘失眠，面色苍白或萎黄，口唇无华。舌质淡，舌苔薄白，脉细弱。

7. 气虚头痛　头痛头昏，病势绵绵，痛时有空虚感，遇劳加重。面色白，自汗气短，神疲乏力，体倦懒言，口淡乏味，纳食不香。舌质淡，苔薄白，脉细弱。

8. 痰浊头痛　头痛，昏蒙而重，伴有目眩、恶呕痰涎，肢重体倦，脘腹满闷。舌体胖大有齿痕，苔白、厚腻，脉滑。

9. 瘀血头痛　头痛较剧烈，如同锥刺，痛处固定且经久不愈，天阴或入夜尤甚；或有头部外伤史。面色晦暗，舌质紫或有瘀斑、瘀点，苔薄白，脉沉细或细涩。

10. 火热头痛　头痛剧烈，伴有高热汗出，呕吐，口渴喜冷饮，面红溲赤，烦躁不安。舌苔黄燥，脉洪大而数。

【取穴】

主穴：百会、风池、太阳。

配穴：（1）风寒头痛配风门、列缺。

（2）风热头痛配大椎、曲池、外关。

（3）风湿头痛配风门、丰隆、阴陵泉。

（4）肝阳头痛配太冲、太溪。

（5）肾虚头痛配肾俞、命门。

（6）血虚头痛配脾俞、胃俞、足三里。

（7）气虚头痛配气海、关元。

（8）痰浊头痛配丰隆、中脘。

（9）瘀血头痛配膈俞、血海、三阴交。

（10）火热头痛配大椎、曲池、合谷。

操作

　　局部皮肤常规消毒后，用皮肤针施以叩刺，实证施以中等刺激，虚证施以轻度刺激，每穴叩刺10～20下，以局部皮肤潮红为度。外感头痛、瘀血头痛叩刺后可加拔火罐5～8分钟。每日1次，5次为1个疗程。

偏头痛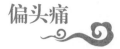

【概述】

偏头痛是反复发作的一侧搏动性头痛，临床最重要和常见的是血管性头痛。本病多由于颈外动脉痉挛和异常扩张而引起阵发性的一侧头痛，常伴有恶心呕吐、颈动脉强烈搏动等一系列症状，多见于女性，并常与月经周期有关。属中医学"头痛"范畴。

【辨证分型】

1. 风邪上扰　头痛偏左或偏右，掣痛或挛痛，痛连目系，唇面麻木，语言不利，舌淡苔白，脉浮弦。

2. 痰浊上扰　头痛，面苍白，泪涕较多，汗出，呕恶，头昏腹痞，痰涎较多，苔白腻，脉迟而滑。

3. 痰热内阻　偏头痛，畏光喜暗，眩晕，烦躁易怒，多梦咽干，时欲作呕，面红便秘，舌红，苔白，脉弦滑。

4. 肝阳上亢　偏头痛，头晕耳鸣，目眩多梦，面目红赤，口干苦涩，尿黄便秘，舌红苔黄，脉弦数。

【取穴】

主穴：风池、率谷、太阳、外关、足临泣、太冲。

配穴：（1）风邪上扰配风门。

（2）痰浊上扰配丰隆、中脘。

（3）痰热内阻配丰隆、中脘、内庭。

（4）肝阳上亢配肝俞、太溪。

操作

局部皮肤常规消毒，均取患侧穴，用皮肤针施以中度叩刺，每穴叩刺20～30下，以局部皮肤潮红为度。若头痛重者，可叩头皮轻微点状出血，用干棉球擦去血迹，以防感染。若效果不明显，叩刺后可在风池、太阳穴上拔火罐5～10分钟。每日1次或隔日1次，10次为一个疗程。

三叉神经痛

【概述】

三叉神经痛是指三叉神经分布范围内反复出现的阵发性闪电样短暂而剧烈疼痛的综合征。中医古籍中虽然没有三叉神经痛的病名，但三叉神经痛的临床表现与中医学的"偏头风""头风""面痛"等极为相似，在中医文献中可以发现许多对本病的症状描述及证治论述。

【辨证分型】

1. 风寒痹阻 痛处恶寒则发或遇寒尤甚，得热痛成白，脉浮紧。

2. 风热浸淫 面痛多在发热后出现，痛处有灼热感，舌苔薄黄或黄腻，脉数。

3. 气血瘀滞 多有外伤史，或病程日久，痛点多固定不移，舌暗或有瘀斑，脉涩。

【取穴】

主穴：Ⅰ支疼痛者取阿是穴、鱼腰、太阳。

Ⅱ支疼痛者取阿是穴、四白、下关。

Ⅲ支疼痛者取阿是穴、颊车、夹承浆。

配穴：（1）风寒痹阻配风池、列缺。

（2）风热浸淫配曲池、合谷。

（3）气血瘀滞配内关、三阴交。

操作

局部皮肤常规消毒，用皮肤针施以中度叩刺，每穴叩刺20～30下，以皮肤潮红为度。应避免触及"扳机点"。隔日1次，10次为1个疗程。

面瘫

【概述】

面瘫是以口眼歪斜为主要症状的疾病。任何年龄均可发病，但以青壮年为多见。本病发病急速，为单纯性的一侧面颊筋肉弛缓，无半身不遂、神志不清等症状。本病又称"口僻""口眼歪斜"等。

【辨证分型】

1. 风邪入络　每于晚间受风寒或受潮湿之后，次日晨起即发现面瘫，口眼歪斜，或有头痛，苔薄白，脉浮。

2. 气血两虚　口眼歪斜，日久不复，头晕乏力，纳差胃呆，心悸眼花，苔薄，脉细。

3. 痰瘀互阻　口眼歪斜，头痛，肢体麻木，头晕，神疲乏力，纳呆。舌质黯，苔薄腻，脉细滑或细涩。

【取穴】

主穴：患侧阳白、攒竹、鱼腰、丝竹空、四白、颧髎、水沟、禾髎、迎香、地仓、颊车、承浆、夹承浆、上印堂、合谷、太冲。

配穴：（1）风邪入络配风池、风门。

（2）气血两虚配足三里、脾俞、胃俞。

（3）痰瘀互阻配丰隆、中脘、膈俞、血海。

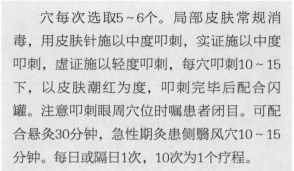

操作　　穴每次选取5～6个。局部皮肤常规消毒，用皮肤针施以中度叩刺，实证施以中度叩刺，虚证施以轻度叩刺，每穴叩刺10～15下，以皮肤潮红为度，叩刺完毕后配合闪罐。注意叩刺眼周穴位时嘱患者闭目。可配合悬灸30分钟，急性期灸患侧翳风穴10～15分钟。每日或隔日1次，10次为1个疗程。

面肌痉挛

【概述】

面肌痉挛属于中医学"瘛疭"范畴。在中医学里尚有"瘛疭"一证。瘛疭即抽搐。《张氏医通·瘛疭》篇说："瘛者，筋脉拘急也，疭者，筋脉弛纵也，俗谓之抽。"《温病条辨·痉病瘛疭总论》中又说："瘛者，蠕动引缩之谓，后人所谓抽掣，搐弱，古人所谓瘛也。"面部神经损伤的程度部位不同，面肌痉挛可有三部分同时痉挛，眼、面、口；两部分痉挛，眼、面，或面、口；或仅有眼部痉挛。

【辨证分型】

1. 风寒稽留　面部肌肉抽动，伴有面部拘紧，怕冷、遇寒尤甚，或面肌萎缩，常发生于面瘫日久未愈时，舌苔薄白，脉弦。

2. 阳亢风动　面部肌肉抽动或跳动，面部拘紧，头痛头晕，失眠多梦，劳累或失眠则抽动明显，舌苔薄白，脉滑。

【取穴】

主穴：风池、合谷、太冲、阿是穴。

配穴：（1）病位在眼支分布区配阳白、太阳、鱼腰。

（2）病位在上颌支分布区配颧髎、迎香。

（3）病位在下颌支分布区配地仓、颊车、承浆。

操作

　　局部皮肤常规消毒，用皮肤针施以中度叩刺，先用轻度叩刺法，即用力较小，针尖接触皮肤的时间愈短愈好，待患者适应后予以中度叩刺，操作时，针尖起落要呈垂直方向，运用腕部的弹力，施行弹跳式叩打。注意在眼部区域叩刺时，嘱患者闭目，不要转动眼球，眼周及唇周采用环形叩刺，叩刺以面部潮红，患者感受轻度的热、胀痛，以表皮少许渗血为度。阿是穴选用面肌痉挛的起搏点。每次叩刺5～10分钟，隔日1次，10次为1个疗程。

坐骨神经痛

【概述】

坐骨神经痛是指沿坐骨神经通路及其分布区域（腰、臀、大腿后侧、小腿后外侧及足外侧）的放射性疼痛的一组临床症候群，是常见的周围神经疾病。坐骨神经痛可分原发性和继发性两类。原发性多与风湿、感染、受寒等因素有关；继发性多为邻近组织的病变，压迫坐骨神经所致，青壮年以腰椎间盘脱出症居多，老年人以增生性脊椎炎居多。在中医学"痹症""腰腿痛"中可见类似描述。

【辨证分型】

1. 寒湿留滞　腰腿痛剧，循经走窜，屈伸不便喜暖畏寒。遇阴雨寒冷气候则疼痛加剧，苔白腻，脉濡缓。

2. 瘀血阻滞　多有腰部外伤史，腰腿疼痛如针刺刀割，经久不屈，转侧困难，入夜疼痛加重，舌质紫暗或有瘀斑，脉涩或滑。

3. 正气不足　腰腿痛迁延不愈，喜揉喜按，多伴四肢感觉异常，乏力。

【取穴】

主穴：（1）足太阳经型取阿是穴、相应夹脊穴、肾俞、次髎、委中。

（2）足少阳经型取阿是穴、相应夹脊穴、环跳、风市、阳陵泉。

配穴:（1）寒湿留滞配腰阳关、肾俞。

（2）瘀血阻滞配膈俞、委中。

（3）正气不足配足三里、脾俞、胃俞。

操作

常规消毒后,实证施以中度叩刺,虚证施以轻度叩刺,每穴叩刺20~30下,以皮肤潮红,微有出血为度。叩刺后可配合拔罐5~10分钟。如为根性坐骨神经痛可在夹脊穴重点叩打,干性坐骨神经痛可在腰骶部压痛点做重点叩打。每日或隔日1次,10次为1个疗程。

股外侧皮神经炎

【概述】

股外侧皮神经炎又名"感觉异常性股痛",是由于股外侧皮神经受损引起的大腿外侧皮肤感觉异常及疼痛的综合征。该病以中年男性为多见。属中医学"皮痹"范畴。

【辨证分型】

1. 气血虚弱　主要表现为肌肤麻木不仁,活动后加重,休息后可暂缓解。局部皮肤发凉,喜温近暖,时有蚁走感或刺痛感。舌淡苔白，脉细无力。

2. 瘀血阻滞　主要表现为肌肤麻木不仁，多继发于有外压挤的部位，定处不移，入夜尤甚。严重时针之不觉痛，掐之不知痒。舌红有瘀点、瘀斑，脉滞涩。

3. 痰湿阻滞　主要表现为肌肤麻木不仁，伴有邻近关节疼痛，手足沉重。以手击之可暂缓轻快。舌红苔白腻，脉濡缓。

【取穴】

主穴：感觉异常部位。

配穴：（1）气血虚弱配足三里、脾俞、胃俞。

（2）瘀血阻滞配血海、膈俞、三阴交。

（3）痰湿阻滞配阴陵泉、丰隆。

操作

患者侧卧位，暴露患部皮肤，确定感觉异常的部位，局部皮肤常规消毒后，用梅花针按经脉循行方向由上而下在病变区域叩刺5~8遍，轻症以皮肤潮红为度，重症以局部出血为度。叩刺完后，可在病灶区拔罐。其他穴位实证施以中度叩刺，虚证施以轻度叩刺，以皮肤潮红为度。隔日1次，10次为1个疗程。

末梢神经炎

【概述】

又称"多发性神经炎"，为两侧肢体远端对称性多发性的末梢神经性疾病。常由重金属或化学药物中毒、代谢性疾病、营养障碍、感染、血液循环障碍等多种原因引起。主要表现为肢体远端对称性的运动障碍、感觉障碍以及自主神经功能障碍。可呈急性、亚急性或慢性病程。属中医学"痿证""痹证"范畴。

【辨证分型】

1. 肺热伤津　发热多汗，热退后突然出现肢体软弱无力，皮肤干燥，心烦口渴，咽干，大便干燥，小便短黄。舌红苔黄，脉细数。

2. 湿热浸淫　肢体逐渐出现痿软无力，下肢重，麻木不仁，小便赤涩热痛。舌红苔黄腻，脉濡数。

3. 脾胃亏虚　肢体痿软无力，时好时坏，肌肉萎缩，神疲乏力，气短自汗，食少便溏，面色不华，舌淡苔白，脉细缓。

4. 肝肾亏虚　肢体痿软无力日久，肌肉萎缩，形瘦骨立，腰膝酸软，头晕耳鸣，或二便失禁，舌红绛少苔，脉细数。

5. 瘀阻脉络　肢体痿软无力日久，麻木不仁，肌肤甲错，时有拘急疼痛，舌紫暗苔薄白，脉细涩。

主穴：夹脊穴、患肢末梢。

配穴：（1）肺热伤津配肺俞、尺泽、鱼际。

（2）湿热浸淫配阴陵泉、行间。

（3）脾胃亏虚配脾俞、胃俞。

（4）肝肾亏虚配肝俞、肾俞。

（5）瘀阻脉络配膈俞、血海、三阴交。

操作

局部皮肤常规消毒，用皮肤针施以叩刺，患肢末梢采用重刺激，叩刺20～30下，以微微渗血为度；夹脊穴采用中度刺激，自上而下叩刺5～8遍，以皮肤潮红为度，再加拔罐5～10分钟。余穴实证施以中度刺激，虚证施以轻度刺激，以局部皮肤潮红充血为度。每日或隔日1次，10次为1个疗程。若病变局限于手指、足趾端者，可用皮肤针叩刺手足十宣或井穴，每隔3～4日叩刺出血1次。

胁痛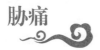

【概述】

以胁肋部一侧或两侧疼痛为主要表现的病症。肝居胁下，其经脉布于两胁，胆附于肝，其脉亦循于胁，所以，胁痛多与肝胆疾病有关。凡情志抑郁，肝气郁结，或过食肥甘，嗜酒无度，或久病体虚，忧思劳倦，或跌仆外伤等皆可导致胁痛。辨证时，应先分气血虚实，一般气郁者多为胀痛，痛处游走不定。血瘀者多为刺痛，痛有定处。虚证胁痛多隐隐作痛，实证胁痛多疼痛突发，痛势较剧。

【辨证分型】

1. 肝气郁结　胁肋胀痛，痛无定处，常因情绪波动而增减，胸闷不畅，嗳气频作，时欲太息，食欲减，舌苔薄，脉弦。

2. 气滞血瘀　胁肋刺痛，痛处不移，痛甚拒按，晚间尤重，肋下或可触及结块，舌质紫黯，或有瘀点，脉沉涩。

3. 肝胆湿热　胸闷胁痛，口干口苦，可见恶寒发热，恶心呕吐，纳差，或伴黄疸。舌红苔黄腻，脉弦滑数。

4. 肝阴不足　胁痛隐隐，绵绵不休，头晕目眩，虚烦少寐，口干咽燥。舌红苔少，脉沉弦细或细数。

【取穴】

主穴：期门、支沟、阳陵泉、足三里。

配穴：（1）肝气郁结配太冲、行间。

（2）气滞血瘀配膈俞、阿是穴。

（3）肝胆湿热配三阴交。

（4）肝阴不足配肝俞、肾俞。

操作

　　局部皮肤常规消毒，用梅花针在痛感中心螺旋样从内向外逐步扩大叩击，对阿是穴重叩，以渗出血珠为佳，再对阿是穴进行拔罐5～10分钟，其他部位施以中度叩刺，每穴叩刺20～30下，以皮肤潮红为度。寒凝瘀滞型可加温和灸，每日或隔日1次，5次为1个疗程。

痿证

【概述】

　　痿证是以肢体筋脉弛缓、软弱无力，日久因不能随意运动而致肌肉萎缩的一种病症。临床上以下肢痿弱较为多见，故称"痿躄"。"痿"指肢体痿弱不用，"躄"指下肢软弱无力，不能步履之意。主要见于西医学的运动神经原病、周围神经损伤、急性感染性多发性神经根炎、脑瘫、外伤性截瘫等。

【辨证分型】

　　1. 中气不足型　多见于眼肌型及全身肌无力型轻者。主症：上睑下垂，睁目困难，复视，四肢乏力，气短，纳呆便溏，面色萎黄，舌质淡苔薄白，脉沉细。

　　2. 脾肾气阴两虚型　多见于全身肌无力型及延髓肌

型。主症：肢软乏力，饮水则呛，咀嚼无力，咽干口燥，脘痞纳呆，腰膝酸软，或潮热盗汗，五心烦热，头昏耳鸣，舌质淡或红少苔，脉细弱。

3. 脾肾阳虚型　多见于全身肌无力型。主症：肢软无力，步履艰难，吞咽不利，胸闷气短，食少便溏，形寒怯冷，或面肢浮，舌淡胖有齿印，苔白滑，脉沉细而迟。

4. 气血亏虚型　多见于重症肌无力久病者。主症：局部或全身肌无力明显，或部分肌萎缩，咀嚼困难，吞咽不利，气短懒言，语音低微，纳呆便溏，面白无华，舌淡苔薄白，脉细弱。

5. 气虚血瘀阻络型　见于全身肌无力型久病者。主症：肢软乏力明显，气短懒言，吞咽不利，咀嚼无力，睁目困难，纳呆便溏，唇舌黯淡，或舌有瘀斑，苔薄白，脉细涩；实验室检查有血液流变学异常改变。

【取穴】

主穴：背部膀胱经上的背俞穴、夹脊穴。

配穴：（1）中气不足型配气海、足三里。

（2）脾肾气阴两虚型配气海、太溪。

（3）脾肾阳虚型配关元、腰阳关。

（4）气血亏虚型配气海、足三里。

（5）气虚血瘀阻络型配气海、血海、三阴交。

（6）眼肌无力配眼眶周围。

（7）咽喉肌无力配廉泉。

（8）上肢无力配肩髃、臂臑、曲池、手三里、合谷。

（9）下肢无力配髀关、伏兔、梁丘、足三里、上巨虚、下巨虚。

操作

　　局部皮肤常规消毒，用皮肤针施以中度叩刺背部膀胱经双侧的背俞穴、夹脊穴各10遍，至皮肤局部充血，后拔罐5～10分钟。余穴轻度叩刺，每个穴位叩刺20～30下，以皮肤潮红为度。隔日1次，10次为1疗程，疗程间休息5～7天。

第四章

妇科、男科疾病皮肤针疗法

皮肤

痛经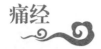

【概述】

痛经是妇科常见病和多发病，表现为经期前后或行经期间出现的下腹部疼痛，并伴有全身不适。轻者仅表现为小腹疼痛伴背部酸痛，严重者可伴有心慌、恶心呕吐、胃痛腹泻、倦怠乏力、手脚冰凉、冷汗不断甚至虚脱昏厥等症状。痛经且生殖器官无异常者为原发性痛经，痛经伴随生殖器官病变者为继发性痛经。

【辨证分型】

1. 气滞血瘀　小腹胀痛，经行不畅，量少，色紫暗有块，血块排出后腹痛减轻，胸胁乳房作胀，舌边尖紫，或舌边有瘀点，脉沉弦。

2. 寒湿凝滞　少腹冷痛，痛连腰脊，得热则缓，经行量少，色黯有块，苔白腻，脉沉紧。

3. 气血不足　小腹疼痛，痛势绵绵，喜暖喜按，经色淡而量少，质清稀，甚者见形寒怕冷，面色苍白，心悸，头晕等证，脉细无力。

【取穴】

主穴：中极、次髎、地机、三阴交。

配穴：（1）气滞血瘀配太冲、期门、血海。

（2）寒湿凝滞配关元、归来。

（3）气血不足配气海、足三里。

操作

局部皮肤常规消毒后，用皮肤针在穴位上以腕力弹刺，每分钟叩刺70～90次，以局部潮红为度。疼痛剧烈时可用皮肤针重叩强刺激，发作前或疼痛较轻或体弱患者，施以中等强度刺激，边叩刺边询问腹痛情况，并注意观察形色以防晕针。可配合艾灸30分钟。经前3天开始治疗，每日1次，治疗3个月。

月经不调

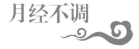

【概述】

月经不调是妇科的常见病和多发病，表现为月经周期、经期或出血量的异常，包括月经先期、月经后期、月经先后无定期、经期延长、月经过多、月经过少等。月经不调可有多种伴随症状，如疼痛、烦躁、周身不适等，病因可能是生殖系统器质性病变或功能异常。

【辨证分型】

1. 血热内扰　月经先期而至，量多色红，伴有面赤口渴，心烦易怒，小便短赤，大便秘结。舌质红，苔黄，脉滑数。

2. 寒凝血瘀　月经拖后，量少色暗，夹有血块，小腹冷痛，得温则减，伴有畏寒肢冷，小便清长。苔薄白，脉沉紧或沉迟。

3. 气滞血瘀　月经先后无定期，经行不畅，量时多时少，小腹胀痛或刺痛，胸胁胀满不舒，纳差。舌质紫黯，可见瘀点，苔薄白，脉弦涩。

4. 气虚不摄　月经先期而至，量多色淡，伴有心慌心悸，神疲气短。舌淡，苔薄白，脉细弱。

5. 阴血虚少　月经拖后，量少色淡，质清稀，伴有心悸失眠，头晕耳鸣，唇甲色白。舌淡，苔薄白，脉弦细。

6. 肾虚不固　经期提前或错后，量少色淡，质清稀，伴有腰膝酸痛，头晕耳鸣，小便清长。舌淡，脉沉迟。

【取穴】

主穴：关元、血海、三阴交。

配穴：（1）血热内扰配行间、地机。

（2）寒凝血瘀配命门、归来。

（3）气滞血瘀配期门、太冲。

（4）气虚不摄配足三里、脾俞。

（5）阴血虚少配肝俞、肾俞。

（6）肾虚不固配肾俞、太溪。

操作

局部皮肤常规消毒，用皮肤针施以中度叩刺，实证以中度叩刺为宜，虚证以轻度叩刺为宜，每穴叩打20~30下，以局部潮红为度。命门、归来穴在叩刺后可配合艾灸10分钟。隔日1次，10次为1个疗程。

皮肤针
疗法治百病

闭经

【概述】

　　闭经是指女性从未有过月经或月经周期已建立后又停止的现象，凡年满18周岁月经尚未来潮者称为原发性闭经；月经周期建立后，非孕期而又连续6个月以上无月经者称为继发性闭经。常见可导致闭经的原因有子宫内膜损伤或粘连、卵巢功能早衰及多囊卵巢、肿瘤、精神创伤及营养不良等外界因素变化、注射长效避孕针或口服避孕药等。

【辨证分型】

　　1. 血枯经闭　经期延后，经量逐渐减少以至闭止，日久则面色萎黄，精神不振，头晕目眩，食少，便溏，皮肤干燥，舌淡苔白，脉缓弱者为气血虚弱；如见头晕耳鸣，腰膝酸软，口干咽燥，五心烦热，潮热盗汗，舌淡苔少，脉弦细，为精血不足。

　　2. 血滞经闭　月经数月不行，少腹胀痛，拒按，或少腹有痞块，胸胁胀满，舌边紫黯，或有瘀点，脉沉紧。

【取穴】

　　（1）气血虚弱：气海、脾俞、胃俞、足三里、三阴交、归来。

　　（2）精血不足：肾俞、脾俞、胃俞、足三里、三阴交、归来。

（3）血滞经闭：肝俞、期门、膈俞、中极、三阴交、归来、关元。

操作

　　每次选取3~5个穴位，局部皮肤常规消毒，用皮肤针施以中度叩刺，实证以中度叩刺为宜，虚证以轻度叩刺为宜，每穴叩打20~30下，以局部潮红为度。关元、气海穴在叩刺后可配合艾灸10分钟。隔日1次，10次为1个疗程。

崩漏

【概述】

　　崩漏是月经周期、月经期与月经量严重紊乱的一类疾病，指妇女非周期性子宫出血。发病急骤，大量出血者为"崩"；淋漓不断但病势缓和者为"漏"。崩漏可见于西医学的功能失调性子宫出血及其他原因引起的子宫出血。生殖器炎症和某些生殖器肿瘤引起的不规则阴道出血亦可参照本病辨证治疗。

【辨证分型】

　　1. 肾虚　血崩不止，或淋漓不尽，经血淡红、质稀，畏寒肢冷，大便溏薄，舌淡苔白，脉沉细为阳虚。或见经血鲜红、黏稠，头晕耳鸣，潮热盗汗，腰膝酸软，舌红少苔，脉细数为阴虚。

2. 脾虚 下血甚多，或淋漓不断，血色淡红质稀，倦怠嗜卧，少寐多梦，纳差便溏，舌淡胖，苔薄白，脉细缓。

3. 血热 崩漏下血，血色紫红质稠，血味腥臭，心烦易怒，胸闷胁痛，口苦咽干，便秘尿黄，舌红苔黄，脉弦数。

4. 血瘀 经血非时而下，量多或少，淋漓不止，血色紫黯，夹有血块，或小腹疼痛拒按，舌质黯，或有瘀点、瘀斑，苔白，脉涩或弦。

【取穴】

主穴：隐白、大敦。
配穴：（1）肾阳虚配肾俞、命门。
（2）肾阴虚配太溪、照海。
（3）脾虚配脾俞、足三里。
（4）血热配行间、地机。
（5）血瘀配血海、三阴交。

操作

局部皮肤常规消毒后，用皮肤针施以中度刺激，每穴反复叩刺20～30遍，以皮肤微微渗血为度。急性大出血者，手法较重，每日1次；小量出血，淋漓不尽者，手法较轻，隔日1次。同时配合悬灸隐白穴10～15分钟。

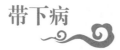

带下病

【概述】

带下是阴道壁及宫颈等组织分泌的一种黏稠液体，色白无味，在妇女经期前后及妊娠期带下均可增多。带下病是指妇女阴道分泌物明显增多，色、质、气味发生异常，并伴有局部或全身症状的一组疾病，临床以带下过多，带下色白、黄、赤为常见。本病相当于西医学的阴道炎、宫颈炎、盆腔炎、妇科肿瘤等疾病引起的带下增多。

【辨证分型】

1. 心脾气虚 带下色白夹血丝，或淡红色带下，量多质稀无臭，神疲乏力，纳少便溏，苔白，脉沉缓。

2. 湿热下注 赤带淋漓或黄赤夹杂，质稠气臭，阴部瘙痒，口苦口渴，尿黄便干，舌红苔黄腻，脉滑数。

【取穴】

主穴：带脉、次髎、三阴交。

配穴：（1）心脾气虚配关元、气海、白环俞、脾俞。

（2）湿热下注配中极、阴陵泉、血海。

> **操作**　局部皮肤常规消毒，用皮肤针施以中度叩刺，每穴叩刺20遍左右，以局部微出血为度，再用闪火法拔罐5～10分钟，起罐擦干血迹即可。关元、气海穴可配合艾灸15～20分钟。隔日1次，10次为1个疗程。

恶阻

【概述】

恶阻是指孕妇在怀孕早期出现恶心呕吐、食欲不振、头晕、倦怠等反应，具体表现为食入即吐，或厌闻食气，不食也吐甚则滴水不进，呕吐物多为胆汁或清水。妊娠呕吐轻者可影响进食，严重者可出现脱水及代谢性酸中毒，危及生命。

【辨证分型】

1. **脾胃虚弱**　不欲饮食，食入即吐，呕吐痰涎或清水，头晕，神倦嗜卧，舌淡、苔薄白，脉滑无力。

2. **肝胃不和**　腹胀恶食，食入即吐，呕吐酸水或苦水，精神紧张或抑郁不舒，嗳气叹息，胁肋及乳房胀痛，烦渴口苦，头胀目眩，苔薄黄，脉弦滑。

【取穴】

主穴：中脘、内关、足三里。

配穴：（1）脾胃虚弱配脾俞、胃俞。

（2）肝胃不和配太冲、期门。

操作　局部皮肤常规消毒，用皮肤针施以轻度叩刺，每穴叩打10~20下，以局部微潮红为度。脾俞、胃俞穴在叩刺后可配合艾灸10分钟。隔日1次，10次为1个疗程。

产后癃闭

【概述】

产后癃闭是指产妇生产过后小便排出困难甚至点滴不出的症状，产生原因包括产妇不习惯在床上卧位解便；会阴伤口肿痛反射性引起尿道括约肌痉挛；膀胱受压迫较久导致黏膜充血水肿，膀胱暂时丧失收缩力而功能失调等。

【辨证分型】

1. 肺脾气虚　产后小便不通，小腹胀急疼痛，神倦乏力，少气懒言，语音低微，面色少华，苔薄，舌淡，脉沉细。

2. 肾气虚弱　产后小便不通，小腹胀满疼痛，腰膝酸软，面色晦暗，精神疲倦，苔薄白，脉沉细。

3. 肝郁气滞　产后小便不通，小腹稍膨癃，胀急疼痛，精神抑郁，胁肋胀痛，烦闷不安，苔薄白，脉弦。

【取穴】

主穴：中极、三阴交。

配穴：（1）肺脾气虚配肺俞、脾俞。

（2）肾气虚弱配肾俞、关元。

（3）肝郁气滞配肝俞、合谷、太冲。

操作

局部皮肤常规消毒，用皮肤针在所选穴位处轻轻叩刺，反复叩刺10~15遍，以局部皮肤潮红为度。同时配合艾灸，中极、三阴交每穴施灸10分钟。隔日1次，10次为1个疗程。

绝经前后诸症

【概述】

绝经前后诸症是指妇女在绝经前后，出现烘热面赤，继之汗出，烦躁易怒，精神倦怠，头晕耳鸣，心悸健忘等与绝经有关的症状。

【辨证分型】

1. 肾阴虚　绝经前后，月经紊乱，月经提前量少或量多，或崩或漏，经色鲜红；头目眩晕，耳鸣，头部面颊阵发性烘热，汗出，五心烦热，腰膝酸疼，足跟疼痛，或皮肤干燥、瘙痒，口干便结，尿少色黄；舌红少苔；脉细数。

2. 肾阳虚　经断前后，经行量多，经色淡黯，或崩中漏下；精神萎靡，面色晦暗，腰背冷痛，小便清长，夜尿频数，或面浮肢肿；舌淡，或胖嫩边有齿印，苔薄白，脉沉细弱。

3. 肾阴肾阳俱虚　经断前后，月经紊乱，量少或多；乍寒乍热，烘热汗出，头晕耳鸣，健忘，腰背冷痛；舌淡，苔薄，脉沉弱。

【取穴】

主穴：肝俞、肾俞、太冲、足三里、三阴交、华佗夹脊穴。

配穴：（1）肾阴虚配太溪、照海。

（2）肾阳虚配命门、腰阳关。

（3）肾阴阳俱虚配太溪、照海、命门、腰阳关。

操作

局部皮肤常规消毒，用皮肤针施以轻度叩刺，每个穴位叩打20～30遍，以局部皮肤潮红为度。隔日1次，10次为1个疗程。

前列腺炎

【概述】

前列腺炎是中年男性最常见的疾病之一，发病年龄15～55岁，可分为急性前列腺炎、慢性前列腺炎。急性前列腺炎多由尿道上行感染引起，后者可分为细菌性前列腺炎、非细菌性前列腺炎、前列腺痛等三种，多为前列腺炎感染所致慢性非特异性炎症。属中医学"淋浊""遗精"的范畴。

【辨证分型】

1. 湿热壅滞　小便频急，尿道热痛，尿末或努挣大便时有白浊从尿道滴出，少腹、腰骶、会阴、睾丸胀痛不适，口干苦而黏，舌苔黄腻，脉弦滑而数。

2. 阴虚火动　腰膝酸软，头晕眼花，夜眠遗精，火旺则阳事易兴，不仅小便末、大便时有白浊滴出，甚至欲念萌动时亦常自行溢出，或有血精，舌质红苔少，脉弦细数。

3. 肾虚阳衰　腰膝酸冷，阳痿早泄，遗精，神疲乏力，四肢末端凉，稍劳即有精浊溢出，舌质淡胖苔薄白，脉沉弱。

4. 气血瘀滞　病程日久，气血瘀滞，少腹、腰骶、睾丸、会阴坠胀隐痛，或见血尿、血精，舌质紫暗或见瘀斑，脉多沉涩。

【取穴】

主穴：中极、膀胱俞、三阴交。

配穴：（1）湿热壅滞配阴陵泉、行间。

（2）阴虚火动配太溪、照海。

（3）肾虚阳衰配肾俞、命门、关元。

操作

局部皮肤常规消毒，用皮肤针施以叩刺，实证施以中度叩刺，虚证施以轻度叩刺，每个穴位叩刺20～30分钟，至皮肤潮红为度。肾虚阳衰型可配合艾灸20～30分钟。隔日1次，10次为1个疗程。

遗精

【概述】

遗精是指在非性交的情况下精液自行泄出的现象，有生理性与病理性的不同，这种现象并无规律可言。在梦境中遗精者为"梦遗"；无梦而遗，甚至清醒时精液自行滑出者为"滑精"；有梦而遗往往是滑精的初起阶段，梦遗、滑精是遗精轻重不同的两种证候。中医学认为遗精多由肾虚精关不固，或心肾不交，或湿热下注所致。西医学可见于包茎、包皮过长、尿道炎、性神经衰弱、慢性前列腺炎、慢性消耗性疾病等。

【辨证分型】

1. 心肾不交　素体肝肾阴虚，或房劳纵欲，耗伤肾阴，肾水不能上济于心，心火妄动，扰动精室而发遗精。

2. 肾失封藏　禀赋不足，久病伤肾，肾气虚损，精关不固而致遗精。

3. 湿热下注　感受湿热，或久居湿地，或脾虚湿困，湿蕴化热，以致湿热流注下焦，扰动精室遂致遗精。

【取穴】

主穴：肾俞、志室、中极、膀胱俞、三阴交。

配穴：（1）心肾不交配心俞、肝俞、太溪。

（2）肾失封藏配命门、关元。

（3）湿热下注配阴陵泉、行间。

操作

局部皮肤常规消毒，用皮肤针施以叩刺，实证施以中度叩刺，虚证施以轻度叩刺，每个穴位叩刺20下左右，至皮肤潮红为度。肾失封藏可加艾灸30分钟。隔日1次，10次为1个疗程。

阳痿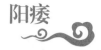

【概述】

阳痿是指各种原因引起的阴茎不能勃起或勃而不坚的男子性功能减退症。发生的主要原因是遗精、滑精、早婚纵欲、房事过度，致使高级神经中枢功能失调，性功能障碍，致使交感神经不能正常兴奋，达不到海绵体的充血和阴茎勃起。

【辨证分型】

1. 命门火衰　腰膝酸软，畏寒肢冷，面色㿠白，头晕目眩，精神不振，舌淡苔白，脉沉细。

2. 气血亏虚　阳痿不举，神疲倦怠，面色苍白，四肢乏力，不思饮食，心悸失眠，舌淡苔白，脉沉细。

3. 湿热下注　阴茎勃起不坚，时间短暂，每多早泄，阴囊潮湿，下肢酸重，小便黄赤，舌苔黄腻，脉濡数。

【取穴】

主穴：肾俞、膀胱俞、中极。

配穴：（1）命门火衰配命门、关元。

（2）气血亏虚配气海、脾俞、足三里。

（3）湿热下注配阴陵泉、行间。

局部皮肤常规消毒，用皮肤针施以叩刺，实证施以中度叩刺，虚证施以轻度叩刺，每个穴位叩刺20~30下，至皮肤隐隐出血为度，再加拔罐5~10分钟。命门火衰和气血亏虚可配合艾灸20~30分钟。隔日1次，10次为1个疗程。

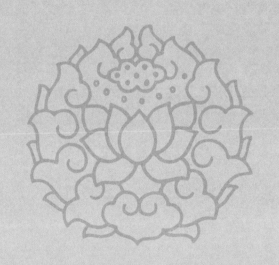

第五章

儿科疾病皮肤针疗法

百日咳

【概述】

百日咳是指小儿阵发性痉挛咳嗽、咳后出现特殊的吸气性吼声为临床特征的一种病症。又称顿咳。

【辨证分型】

1. 邪犯肺卫　咳嗽，喷嚏，流涕清或浊，或有咽红、发热，2~3天后咳嗽逐渐加重，日轻夜重，痰液稀白或稠黄，或舌红，舌苔薄白或薄黄，脉浮有力，指纹浮红或浮紫。

2. 痰火阻肺　阵发性痉咳，伴吸气性鸡鸣样吼声，吐出痰涎及食物而止，入夜尤甚，痰液黏稠，可伴呕吐、胁痛、舌下生疮、目睛出血、咯血、衄血、二便失禁等。舌红，苔薄黄或黄腻，脉滑数，指纹紫滞。小婴儿可伴窒息、神昏、抽搐。

3. 气阴耗伤　痉咳缓解，鸡鸣样吼声消失，或见咳声无力，痰白清稀，神倦乏力，气短懒言，纳呆食少，自汗或盗汗，大便不实，舌淡，苔薄白，脉细弱。或见干咳无痰，或痰少而稠，声音嘶哑，低热，盗汗，午后颧红，烦躁，舌红，苔少或无苔，脉细数。

【取穴】

主穴：列缺、肺俞、风门、丰隆。
配穴：（1）邪犯肺卫配合谷、曲池。

（2）痰火阻肺配孔最、尺泽、足三里。

（3）气阴耗伤配脾俞、足三里、三阴交、太溪。

操作

局部皮肤常规消毒后，用皮肤针在穴位上施以中度叩刺法，以局部微出血为度，再用闪火法拔罐5～10分钟，起罐擦干血迹即可。隔日1次，10次为1个疗程。

痄腮

【概述】

痄腮，俗名猪头肥。是由腮腺炎病毒引起的一种急性传染病。本病好发于冬春季节，尤以5～9岁小儿发病居多。临床表现为先发热、耳下非化脓性肿胀、疼痛，发病1～2日后波及对侧，或两侧同时发病，患部疼痛，咀嚼时加剧。一般预后良好，但有时可并发脑炎、睾丸炎或卵巢炎，后两种并发症可能导致成年后不育。

【辨证分型】

1. **温毒在表** 恶寒发热，头痛，一侧或双侧耳下腮部肿胀疼痛，边缘不清，咀嚼不便，舌苔薄白或薄黄，脉浮数。

2. **热毒蕴结** 高热头痛，烦躁口渴，腮部肿胀，灼热疼痛，咀嚼不便；精神倦怠，食欲不振，大便干结，小便黄赤，舌红苔黄，脉滑数。

【取穴】

主穴：翳风、颊车、合谷、外关、内庭、足临泣。

配穴：（1）温毒在表配大椎、曲池。

（2）热毒蕴结配中渚、关冲。

操作　局部皮肤常规消毒后，用皮肤针施以中度叩刺法，每穴叩打20～30次，以局部微出血为度，再用闪火法拔罐5～10分钟，起罐擦干血迹即可。隔日1次，10次为1个疗程。

小儿咳嗽

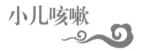

【概述】

咳嗽是因外感六淫或内伤脏腑，影响于肺所致有声有痰之证，是小儿的常见症状。咳嗽可见于多种肺部疾患，一般将咳嗽分为外感、内伤两种类型。小儿咳嗽以外感咳嗽多见。

当小儿咳嗽时，若小儿精神好，能玩耍并正常吃东西，不哭闹，不发烧，则家长可不必过于担心，可施以皮肤针法治疗。如小儿除咳嗽外，尚伴精神差、发热、烦躁不安、哭闹不停等，则最好请医生做出诊断，并进行适当处理后再用皮肤针进行辅助治疗。

【辨证分型】

1. 风寒束肺　初起干咳为主，或少量稀白黏痰，咽痒声重，鼻塞流涕，恶寒无汗或发热头痛，舌淡红，苔薄白，脉浮紧。

2. 风热犯肺　咳嗽不爽或咳声重浊，痰黏稠色黄不易咳，咽痛或伴发热，头痛，恶风，微汗出，舌红苔薄黄，脉浮数。

3. 痰湿犯肺　咳嗽痰多，色白质稀，喉间痰声辘辘，胸闷纳呆，神情困倦，舌淡红，苔白，脉滑。

4. 脾肾阳虚　咳嗽气喘，动则加重，痰液清稀，形寒肢冷，舌淡胖，苔白，脉沉细。

【取穴】

主穴：大椎、肺俞、膻中。

配穴：（1）风寒束肺配风门。

（2）风热犯肺配尺泽。

（3）痰湿犯肺配中府、脾俞、丰隆。

（4）脾肾阳虚配脾俞、肾俞、气海、足三里。

操作

局部皮肤常规消毒后，用皮肤针在穴位上轻轻叩打，以局部皮肤微微发红为度，再用闪火法拔火罐5分钟，每日1次，一般2~3日可痊愈。

疳证

【概述】

疳症是指多种原因导致的小儿脾胃受损、气液耗伤，表现为肚腹胀大、青筋外露、面黄发枯、羸瘦萎靡；积滞是指因内伤饮食，气滞不行所形成的乳食内积，脾胃受损，表现为纳呆腹胀、大便不调、呕吐腹泻。

【辨证分型】

1. 积滞伤脾　面黄食少，纳呆，逐渐消瘦，精神不振，头发稀疏枯黄，脘腹胀满拒按，烦躁不安，易怒，手足心发热。舌苔厚腻，指纹暗淡。

2. 气血两虚　面色萎黄，面容憔悴，精神萎靡，记忆力减退，睡卧露睛，身体消瘦，毛发稀疏易落，腹大青筋暴露，或腹凹如舟，哭声无力，气短懒言，发育迟缓，反应迟钝，易饥饿，食欲不振，舌淡苔薄，指纹色淡。

【取穴】

主穴：下脘、足三里、脾俞、四缝。

配穴：（1）积滞伤脾配太白、胃俞。

（2）气血两虚配中脘、梁门、天枢、气海。

操作 局部皮肤常规消毒后，用皮肤针在穴位上采用中度叩刺法，以微见出血为度，然后立即在所点刺的部位拔火罐，拔出血量1~2ml，或皮肤出现红色瘀血为止。四缝穴为奇穴，以刺出黄水为度，是治疗疳疾的经验穴。

厌食

【概述】

厌食是指小儿排除其他急慢性疾病的较长时间的（最少10日以上）食欲不振或减退，见食不贪甚至拒食的病症。临床表现为患儿长期食欲不振，食欲减退，见食不贪，甚至拒食，大便或干或稀，病初精神状态尚可，日久则体重减轻，面色萎黄，发育迟缓，精神疲乏，抗病能力低下。本病起病缓慢，病程较长，一般1个月以上，多见于1~6岁，以城市居多。

【辨证分型】

1. **脾失健运** 纳呆食少，甚则拒食，面色少华，形体偏瘦，舌苔薄腻，脉尚有力。

2. **胃阴不足** 口干多饮而不思饮食，皮肤干燥失润，大便干结，舌光红少津或苔剥脱，脉细。

3. 脾胃气虚　厌食或拒食，大便溏泻或夹有不消化食物，面色萎黄，形体消瘦，易汗出，舌淡胖嫩，苔薄腻，脉虚弱。

【取穴】

　　主穴：中脘、梁门、足三里。
　　配穴：（1）脾失健运配内关、公孙。
　　（2）胃阴不足配三阴交、内庭。
　　（3）脾胃气虚配脾俞、胃俞。

操作　　局部皮肤常规消毒后，用皮肤针在穴位上轻轻叩打，以局部皮肤微微发红为度。每日1次，10次为1个疗程。

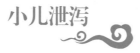

小儿泄泻

【概述】

　　小儿脾胃娇嫩，无论感寒伤暑还是饮食不当都可导致泄泻，表现为大便次数增多，粪质稀薄如水，或夹有不消化乳食，或夹有黏液；轻者精神和饮食尚好，重者可见低热、腹胀、尿少，精神萎靡或烦躁不安等症状。本病夏秋季节高发，以婴幼儿多见，年龄愈小，发病率愈高。

【辨证分型】

1. **食滞肠胃** 腹痛肠鸣，时时作痛，痛即欲泻，泻后痛缓；一日可泻多次，泻物酸腐臭秽，或完谷不化，频做嗳气，不思饮食，舌苔腻，脉滑而实。

2. **湿热泻** 如泻下稀薄，色黄而臭，腹部疼痛，身热口渴，肛门灼热，小便短赤，舌苔黄腻，脉滑数。

3. **寒湿泻** 泄泻清稀，甚至如水样，肠鸣食少，或伴有恶寒发热，鼻塞头痛，苔薄白或白腻，脉濡缓。

4. **脾胃虚弱** 大便时溏时泻，水谷不化，稍进油腻之物则大便次数增多，饮食减少，面色萎黄，舌淡苔白，脉细弱。

【取穴】

主穴：天枢、上巨虚、足三里。

配穴：（1）食滞肠胃配中脘、承满。

（2）湿热泻配大都、阴陵泉。

（3）寒湿泻配阴陵泉、脾俞。

（4）脾胃虚弱配脾俞、胃俞。

操作

局部皮肤常规消毒后，用皮肤针在穴位上轻轻叩打，直至局部皮肤微微发红。每日1次，一般2～3日可痊愈。

小儿遗尿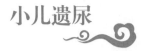

【概述】

　　小儿遗尿俗称尿床，表现为小儿在睡梦中不自觉的排尿，醒后方知。3岁以下的小儿发育尚未健全，排尿的正常习惯也未养成，受到精神刺激或游戏过度可发生遗尿，这并不属病态。若超过3岁特别是5岁以后，每周都出现熟睡中遗尿，则视为遗尿症。

【辨证分型】

　　1. 肾气不足　睡中经常遗尿，有时一夜数次，醒后方觉，面色少华，头发稀疏，智力欠佳，精神萎靡，反应迟钝，大便溏薄，小便清长，舌暗淡，苔薄，指纹沉而暗红。

　　2. 肺脾气虚　尿频而量不多，经常小便自遗，神疲乏力，少气懒言，身体消瘦，纳呆食少，大便无力而溏，自汗，舌淡或胖大，苔薄白，指纹淡红。

【取穴】

　　主穴：中极、膀胱俞、次髎、三阴交。
　　配穴：（1）肾气不足配肾俞、命门、关元。
　　（2）肺脾气虚配气海、脾俞、肾俞、足三里。

操作

　　局部皮肤常规消毒后，用梅花针在穴位上轻轻叩打，每个穴位叩打15~30下，以局部皮肤潮红为度。可配合艾灸20~30分钟。隔日1次，10次为1个疗程。

注意力缺陷多动症

【概述】

　　注意力缺陷多动症又称小儿多动症，是一种儿童行为障碍综合征，又称为脑功能轻微障碍综合征。以注意力不集中、活动过多、智力正常或基本正常为主要临床特征，可伴有学习困难、动作不协调或性格异常等。一般归属中医学"烦躁""健忘"等范畴。

【辨证分型】

　　1. 肝肾阴虚，肝阳上亢　症见神志不宁，多动多语，急躁易怒，行为冲动，精神不专、难以自控，易惊少寐，心神不宁，兴趣多变，五心烦热，形体消瘦，面颊发红，指甲毛发欠光泽，唇舌干红，苔少，脉弦细数。

　　2. 心阴亏虚，热扰心神　症见心神不宁，神思涣散，烦躁多动，心急心烦，口干渴饮，虚烦不眠，舌红少津，脉细数。

　　3. 心脾两虚，心神失养　症见神志不宁，多动不安，注意力不集中，思维失敏，多语不亢，神疲乏力，食少纳差或腹胀，面黄消瘦，夜寐多梦，爪甲唇淡，舌淡苔少或苔白，脉细弱或脉濡缓。

4. 湿热内蕴，痰火扰心　症见心神不宁，急躁多动，难以静坐，言多语亢，性急心烦，健忘不寐，唇红口臭，胸闷纳呆，便干溲赤，舌红、苔黄厚腻，脉滑数。

5. 肝气郁结，肝失疏泄　症见情志不畅，心神烦乱，多动少静，易激动激惹，注意力不集中、健忘，纳差，便溏，苔白，脉弦。

【取穴】

主穴：夹脊穴、百会、四神聪。

配穴：（1）肝肾阴虚、肝阳上亢配肝俞、肾俞、太溪。

（2）心阴亏虚、热扰心神配心俞、神门。

（3）心脾两虚、心神失养配心俞、脾俞、足三里、三阴交。

（4）湿热内蕴、痰火扰心配阴陵泉、丰隆、行间、心俞。

（5）肝气郁结、肝失疏泄配肝俞、期门、太冲。

操作

局部皮肤常规消毒后，用皮肤针轻叩背夹脊穴10～15遍，轻叩百会、四神聪5分钟，均以微出血为度。配穴实证施以中度叩刺，虚证施以轻度叩刺，至皮肤潮红为度。隔日1次，10次为1个疗程。

第六章

皮肤科、外科疾病皮肤针疗法

皮肤

风疹

【概述】

风疹是以身体瘙痒，继之出现红斑隆起，形如豆瓣，堆累成片，发无定处，忽隐忽现，退后不留痕迹为特征的皮肤病。又称为瘾疹，俗称风疙瘩。

【病因病机】

主要由于禀赋不耐，人体对某些物质过敏所致。因外界冷热刺激，或因食物、药物、生物制品、病灶感染、肠寄生虫或精神刺激等因素而诱发。

【辨证分型】

1. **风热犯表**　风团色鲜红，灼热剧痒，遇热加重，伴发热恶寒、咽喉肿痛，苔薄黄，脉浮数。

2. **风寒束表**　皮疹色白，遇风寒加重，得暖则减，恶寒，口不渴，舌淡，苔薄白，脉浮紧。

3. **肠胃实热**　皮疹色红，成块成片，伴脘腹疼痛、恶心呕吐、便秘或泄泻，苔黄腻，脉滑数。

4. **血虚风燥**　皮疹反复发作，迁延日久，午后或夜间加剧，伴心烦少寐、口干、手足心热，舌红，少苔，脉细数无力。

【取穴】

主穴：曲池、合谷、血海、三阴交。

配穴：（1）风热犯表配大椎、风池。

（2）风寒束表配肺俞、风门。

（3）肠胃实热配内庭、天枢、中脘。

（4）血虚风燥配脾俞、胃俞、关元、气海、足三里。

操作

　　局部皮肤常规消毒后，用皮肤针施以叩刺，实证以中度叩刺为宜，虚证以轻度叩刺为宜，每穴叩刺15～20下，以皮肤潮红，微微渗血为度。风热犯表叩刺后可用火罐拔吸出血，出血量约2ml，起罐用干棉球拭干血。风寒束表和血虚风燥叩刺后可配合温和灸。每日或隔日1次，10次为1个疗程。

蛇丹

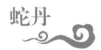

【概述】

　　蛇丹以成簇水疱沿身体一侧呈带状分布，排列宛如蛇行，且疼痛剧烈为特征的皮肤病。又称为蛇串疮。

【辨证分型】

1. 肝经郁热　皮损鲜红，疱壁紧张，灼热刺痛，口苦咽干，烦躁易怒，大便干或小便黄。舌红，苔薄黄或黄厚，脉弦滑数。

2. 脾虚湿蕴　颜色较淡，疱壁松弛，口不渴，食少腹胀，大便时溏。舌淡，苔白或白腻，脉沉缓或滑。

3. 气滞血瘀　疼痛持续，拒按，舌红苔黄，脉实。

【取穴】

主穴：皮损局部。

配穴：（1）肝经郁热配太冲、期门、膈俞。

（2）脾虚湿蕴配脾俞、胃俞、膈俞。

（3）毒热交织配大椎、膈俞。

操作

疱疹局部皮肤常规消毒后，首先用梅花针叩击，手法由轻到重，顺序从周围临界皮肤到疱疹集簇处，程度以皮肤出血、疱壁破裂为度。在确信患部皮肤全部叩击遍后，即在叩击处拔罐，吸出大量的水性分泌物和少量血液。留罐时间为5～10分钟。如果患者皮肤面积大，则在第一遍拔罐未能覆盖处进行第二遍拔罐，直至遍及患部，不得遗漏。其他穴位施以中等强度叩刺，后可用闪火法进行拔罐，留罐5～10分钟，再用消毒干棉球揩净患部皮肤，局部涂上甲紫即可。隔日治疗1次，5次为1个疗程。

湿疹

【概述】

湿疹是一种常见的表皮及真皮浅层炎症性皮肤病，可由多种内外因素引起，一般认为与变态反应有一定关系，可发生于任何年龄。其临床特征为持续性瘙痒；多样性皮疹；渗出与结痂反复交替；迁延难愈，易复发。临床上湿疹可分为婴儿湿疹、外耳道湿疹、乳房湿疹、肛门、阴囊湿疹、腿部湿疹、手部湿疹等。湿疹早期发病以红斑、丘疹、水疱为主，初次发病均为急性湿疹，若延误治疗或长时间的迁延反复可转变成亚急性或慢性湿疹，不但增加了患者的痛苦也增加了治疗的难度，因此湿疹患者在患病初起应及时积极的治疗，以免迁延反复。

【辨证分型】

1. 湿热浸淫　皮肤可见红肿，丘疹水疱成片，瘙痒难耐，抓破后渗出黄色黏液。伴有发热，肢体困倦，纳呆，大便黏腻不爽，舌质红，舌苔黄腻，脉滑数。

2. 脾虚夹湿　湿疹迁延不愈，皮色暗淡，粗糙增厚，散见脱屑或结痂的斑片，刺痒不断，抓破后渗出少量黄液。困倦乏力，纳差便溏，舌质胖嫩，舌苔白腻，脉濡缓。

3. 血虚风燥　湿疹日久，皮肤粗糙增厚，干燥龟裂，可见血痂及脱屑，局部色素沉着，瘙痒剧烈，伴随头晕乏力，视物模糊。舌质淡红，舌苔薄白，脉细数。

主穴：血海、风市、三阴交。

配穴：（1）湿热浸淫配曲池、阴陵泉、内庭。

（2）脾虚夹湿配阴陵泉、脾俞。

（3）血虚风燥配脾俞、肝俞、足三里、太溪。

操作　局部皮肤常规消毒后，用皮肤针施以叩刺，实证施以中度叩刺，虚证施以轻度叩刺，以局部微微渗血为度，大椎、膈俞可加拔罐，出血量为1~2ml，隔日1次，5次为1个疗程。有渗出者用地榆、马齿苋、蒲公英、苍术各20g，煎水涂擦患处，每日8~10次。局部干结则停用。

粉刺

【概述】

粉刺是发生于颜面、胸、背等处的一种毛囊、皮脂腺的慢性炎症。其特点是皮损丘疹如刺，可挤出白色碎米样粉汁，多发生于青年男女。

【辨证分型】

1. 肺经风热　丘疹色红，或有痒痛。多发于颜面、胸背的上部，舌红，苔薄黄，脉浮数。

2. 湿热蕴结　皮疹红肿疼痛，或有脓疱，口臭，便秘，尿黄。舌红，苔黄腻，脉滑数。

3. 痰湿凝结　皮疹以脓疱、结节、囊肿、瘢痕等多种损害为主，或有纳呆，便溏。舌淡胖，苔薄，脉滑。

【取穴】

主穴：大椎、肺俞、膈俞。

配穴：（1）肺经风热配合谷、曲池、尺泽、委中。

（2）湿热蕴结配内庭、三阴交、血海。

（3）痰湿凝结配脾俞、足三里、丰隆。

操作

局部皮肤常规消毒，用皮肤针施以中度叩刺，用力宜均匀，以皮肤微微渗血为度，然后用闪火法拔罐，留罐5~10分钟，放血量为1~2ml。委中用三棱针点刺放血。隔日治疗1次，10次为1个疗程。

丹毒

【概述】

丹毒又称为"流火"，根据发病的不同还可称为"抱头火丹""内发丹毒""腿游风""赤游风"等。临床表现为突然起病，局部肿痛，皮肤呈鲜红色，稍突出于表面，与周围皮肤界限清晰，手指按压时红色消退，放手后红色恢复，可伴有高热寒战、头痛等全身不适的症状，严重者在皮损处还可见到水疱。丹毒常有复发的倾向，皮损消退后留有色素沉着。本病相当于西医学的网状淋巴管炎，多由溶血性链球菌感染所致。

【辨证分型】

1. 风热毒蕴　发于头面部，恶寒发热，皮肤焮红灼热，肿胀疼痛，甚则发生水疱，眼泡肿胀难睁。舌红，苔薄黄，脉浮数。

2. 湿热毒蕴　发于下肢，除发热等症状外，局部以红赤肿胀、灼热疼痛为主，亦可发生水疱、紫斑，甚至结毒化脓或皮肤坏死。苔黄腻，脉洪数。反复发作，可形成大脚风（象皮腿）。

3. 胎火毒蕴　发生于新生儿，多见于臀部，局部红肿灼热，可呈游走性，并有壮热躁烦。

【取穴】

主穴：大椎、合谷、曲池、血海、委中、阿是穴。

配穴：（1）风热毒蕴配风池、外关。

（2）湿热毒蕴配阴陵泉、行间。

（3）胎火毒蕴配水沟、中冲。

操作　局部皮肤常规消毒后，用皮肤针以重叩法叩刺大椎、阿是穴至局部渗出血滴，再加拔火罐5～10分钟，出血2～3ml，委中用三棱针放血1～3ml，余穴施以中度强度均匀叩刺，每穴叩刺20～30下，直至局部皮肤有血点渗出，用消毒干棉球擦干即可。每日1次，5次为1个疗程。

扁平疣

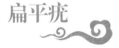

【概述】

扁平疣是由人类乳头瘤病毒所致的一种发生于皮肤浅表的良性赘生物。多发生于青年人面部或手背，尤以青春期前后女性为多，故也称青年扁平疣。

【辨证分型】

1. **风热毒蕴**　突然发病，颜面部起扁平丘疹，表面光滑，如针头大或黄豆大，淡红色或正常肤色，自觉瘙痒，搔抓后可有新疣出现，舌边尖红苔薄黄，脉浮数。

2. **肝气郁结**　发病时间较长，皮损以手背及面颈以下部位为主，疣体颜色暗或紫褐，质略硬，长期不退，不痛不痒，很少有新疣出现，舌暗红或有瘀斑苔薄白，脉弦。

【取穴】

主穴：疣的局部。

配穴：（1）风热毒蕴配大椎、肺俞、膈俞。

（2）肝气郁结配肝俞、期门、太冲。

操作

常规消毒，先叩打疣周围，以螺旋式叩打，从外向内至疣基底部，宜密刺，若见疣数量较多时，要选择最早长出或体积最大者叩刺，不但叩打基底部，疣的顶端亦需叩刺，可刺破出血，这样可破坏疣体血运营养供应，从而使其枯萎脱落。扁平疣体及其基底部重刺激，其他部位中等刺激，后用火罐拔吸出血，出血量约2ml，起罐后用干棉球擦干血。余穴施以中度叩刺，每穴叩刺20~30下，以局部微微渗血为度，可配合拔罐5~10分钟。每日或隔日1次，5次为1个疗程。

白癜风

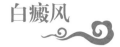

【概述】

白癜风又称白驳风，是一种后天性的局限性皮肤色素脱失病，以皮肤出现大小不同、形态各异的局限性白色斑片而得名。临床表现皮损为白色斑片，边界明显，周边与健康皮肤交界处皮色较深，新发生损害周围常有暂时性炎症性星轮，单发或多发，形态各异，可互相融合成片，患处毛发可变白。多发于面颈、手背和额部。皮损处曝晒后可引起灼痛、红斑及水疱。

【辨证分型】

1. 气滞血瘀　临床表现为皮肤白斑，或有气郁不舒，心烦不安，舌淡或有瘀斑、苔薄白，脉缓。

2. 肝肾阴虚　临床表现为皮肤白斑，伴倦怠乏力，腰膝酸软，或五心烦热，舌质红、苔少，脉沉细。

【取穴】

主穴：患处皮肤。

配穴：（1）气滞血瘀配肝俞、膈俞。

（2）肝肾阴虚配肝俞、肾俞、太溪。

操作 常规消毒患处皮肤表面，从距白斑周围2~3cm健康皮肤处，做螺旋状向心性中度叩打，直至白斑中央，叩至癣面潮红渗血为止，最后用酒精棉球擦净血迹。隔日治疗1次，10次为1个疗程，未愈者间隔3~5日再行第2个疗程治疗，直至痊愈。

白屑风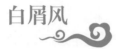

【概述】

白屑风又称脂溢性皮炎，是在皮肤溢出症的基础上，由于内外因素刺激，而造成的皮肤炎症性反应。本病好发于皮脂腺丰富的部位，常先自头部开始，逐渐向下发展，重者泛发全身。往往在皮脂溢出的基础上，出现黄白色或淡红色红斑，多数有不同程度的炎症，并伴油脂状鳞屑。红斑可互相融合成片，出现渗出和结痂，重者形成湿疹样糜烂面。3个月内的婴儿发生脂溢性皮炎多无皮脂溢出的表现，主要损害为红斑，表面有黏着性鳞屑，边缘清楚。本病病程长，常反复发作，多年不愈。严重者可继发皮脂溢出性红皮症，自头部开始，逐渐波及全身，皮肤呈弥漫性潮红、脱屑。发生于头部者称"白屑风"；延及颜面者称为"面游风"。

【辨证分型】

1. 风热血燥　以皮肤粗糙、脱屑为主。
2. 肠胃湿热　以油腻性脱屑为主。

【取穴】

主穴：背部夹脊穴（双侧）、背俞穴（大杼至白环俞）、合谷、血海、三阴交。

配穴：（1）风热血燥配风池、曲池。

（2）肠胃湿热配中脘、天枢、阴陵泉。

操作

局部皮肤常规消毒后，用皮肤针中度叩刺背部夹脊穴、背俞穴5～6遍，至局部皮肤微微渗血，后加拔罐5～8分钟，擦干血迹即可。余穴用中度叩刺法每穴叩刺20～30下，以皮肤潮红为度。隔日1次，5次为1个疗程。

黧黑斑

【概述】

黧黑斑又称黄褐斑，俗称"肝斑""妊娠斑"，是一种以面部发生黄褐斑片为特征的色素代谢异常的皮肤病。妊娠3~5个月的妇女尤为多见。临床表现皮损为淡褐色、深褐色或黑褐色斑片，多对称分布于额、眉、颊、鼻、上唇等处，对称分布，大小不等，形状不规则，无自觉症状。

【辨证分型】

1. 肝郁气滞　前额双颊或目周、鼻周出现深浅不均的花斑，或颧部有点状和小片状的深褐色斑点，伴月经后期，经行腹痛，舌质暗，脉弦涩。

2. 脾虚湿阻　颜面如蒙尘土，晦滞不洁，双颧、口唇四周有深褐色的斑块，体胖，伴面肌松弛，大便溏泄，舌质淡，苔白腻，脉弦滑。

3. 肝肾阴亏　以前额、面颊、眉部有浅褐色斑点，边界清楚，伴失眠多梦，头晕，舌红少苔，脉细数。此证多与性激素紊乱有关。

4. 气血不足　面颊部呈蝴蝶状浅褐色斑块，伴面色无华，舌质淡嫩，边有齿痕，苔薄白，脉细弱。

5. 肝胆湿热　两颊、颧部出现点状或片状黄褐色斑块，并见散在性红色皮疹，尤以下颌处为明显，伴有口苦胁痛，月经前期，舌质红，苔黄腻，脉弦数。

【取穴】

主穴：色斑处、膀胱经背俞穴（大杼至白环俞）、三阴交。

配穴：（1）肝郁气滞配期门、太冲。

（2）脾虚湿阻配中脘、阴陵泉。

（3）肝肾阴亏配太溪、照海。

（4）气血不足配气海、足三里。

（5）肝胆湿热配阴陵泉、行间、侠溪。

操作　患者取俯卧位，将润滑油涂于背部膀胱经上，根据患者的胖瘦、体质的强弱选用大号或中号的玻璃火罐，用闪火法把火罐拔在大杼穴上，用双手握住火罐循经由上而下缓缓用力走罐，每条经络走罐6～8次，直至皮肤红紫或出现紫红色瘀点为度，每次选瘀点比较大的5～7个，局部皮肤常规消毒后，用梅花针中度叩打，至皮肤微出血，余穴实证施以中度叩刺，虚证施以轻度叩刺，每穴叩刺10～15下，以皮肤潮红为度。隔日治疗1次，10次为1个疗程。

风瘙痒

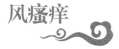

【概述】

风瘙痒又称皮肤瘙痒症，是指临床上无原发性皮肤损害而以单纯皮肤瘙痒为主的皮肤病，好发于老年人及青壮年人，其特点是皮肤阵发性瘙痒，搔抓后常出现抓痕、血痂、色素沉着和苔藓样变等继发损害。

【辨证分型】

1. **风热外感**　皮肤瘙痒剧烈，遇寒痒减，得热痒甚，搔抓后皮肤留有血痂。心烦口渴，小便色黄，大便干燥，苔薄黄，脉浮数。

2. 湿热内蕴　皮肤瘙痒不休，搔抓之后渗液淋漓。口苦咽干，胃脘胀满，大便不爽，舌红，苔黄腻，脉滑数。

3. 血虚风燥　皮肤瘙痒，缠绵难愈，入夜尤甚，皮肤干燥，抓痕累累。头晕失眠，心烦盗汗，舌红，苔薄，脉细或细数。

【取穴】

主穴：瘙痒局部、风市、血海、三阴交。

配穴：（1）风热外感配大椎、风池。

（2）湿热内蕴配阴陵泉、行间。

（3）血虚风燥配脾俞、胃俞、足三里、风池。

操作

常规消毒患处皮肤及穴区，用皮肤针中等强度叩刺瘙痒局部，以微微渗血为度；再轻度叩刺双侧风市、血海、三阴交。余穴实证以中度叩刺为宜，虚证以轻度叩刺为宜，每穴叩刺15~20下，大椎、脾俞、胃俞处可在叩刺后拔火罐5~8分钟。隔日1次，10次为1个疗程。

疔疮

【概述】

疔疮是外科常见的急性化脓性疾病，因其初起形小根深，坚硬如钉，故名疔疮。

【辨证分型】

患处皮肤突然出现粟米样红疖，根深坚硬，状如钉头且红肿热痛为主症。常伴有恶寒、发热、口渴、便干、溲赤等症状。

【取穴】

大椎、委中、灵台、天宗、背部肩胛间区丘疹样阳性反应点。

操作

局部皮肤常规消毒后，用皮肤针施以中度叩刺，用力宜均匀，以皮肤微微渗血为度，然后用闪火法拔罐，留罐5~10分钟，放血量为3~5ml。大椎、委中用三棱针点刺放血。隔日治疗1次，10次为1个疗程。

乳痈

【概述】

乳痈是以乳房红肿疼痛，乳汁排出不畅，结脓成痈为特征的急性化脓性疾病。常见于哺乳期妇女，尤以初产妇为多见，好发于产后3~4周。

【辨证分型】

1. 气滞热壅（初期） 患侧乳汁瘀积，乳房局部皮肤微红，肿胀热痛，触之有肿块，伴有发热、口渴、纳差，苔黄，脉数。

2. 热毒炽盛（成脓期） 乳房内肿块逐渐增大，皮肤灼热焮红，触痛明显，持续性、波动性疼痛加剧，伴高热、口渴、小便短赤、大便秘结，舌红、苔黄腻，脉洪数。

3. 正虚邪恋（溃脓期） 经10天左右，脓肿形成，触之有波动感，经切开或自行破溃出脓后寒热渐退，肿消痛减，疮口渐愈合；如脓肿破溃后形成瘘管，或脓流不畅、肿势和疼痛不减，病灶可能波及其他经络，形成"传囊乳痈"。伴有全身乏力、面色少华、纳差。舌淡、苔薄，脉弱无力。

【取穴】

主穴：膻中、肩井、期门、乳根、脊柱两旁压之不褪色的瘀血点。

配穴：（1）气滞热壅配合谷、曲池、太冲。

（2）热毒炽盛配大椎、内庭。

（3）正虚邪恋配足三里、三阴交。

操作

> 局部皮肤常规消毒后，用皮肤针施以中等强度叩刺，每个穴位叩打20～30遍，以微微渗血为度，然后用闪火法拔罐，留罐5～10分钟，放血量为3～5ml。脊柱两旁压之不褪色的瘀血点用三棱针点刺放血。隔日治疗1次，10次为1个疗程。

乳癖

【概述】

乳癖是以乳房疼痛、肿块为主要特点的内分泌障碍性疾病。主要由于女性激素代谢障碍，尤其是雌、孕激素比例失调，使乳腺实质增生过度和复旧不全，或部分乳腺实质成分中女性激素受体的质和量的异常，使乳房各部分的增生程度参差不齐所致。部分患者的病情与月经周期有关。

【辨证分型】

1. 肝郁痰凝　乳房肿块随喜怒消长，伴有胸闷胁胀、善郁易怒、失眠多梦、心烦口苦，苔薄黄，脉弦滑。

2. 冲任失调　乳房肿块月经前加重，经后缓解，伴有腰酸乏力、神疲倦怠、月经失调、量少色淡，或经闭，舌淡，苔白，脉沉细。

【取穴】

主穴：屋翳、膻中、丰隆。
配穴：（1）肝郁痰凝配太冲、期门、内关。
（2）冲任失调配关元、肝俞、肾俞、三阴交。

操作

局部皮肤常规消毒后，用皮肤针施以轻度叩刺，每个穴位叩打20～30遍，以局部皮肤潮红为度。隔日1次，10次为1个疗程。

脱肛

【概述】

脱肛是指直肠黏膜、直肠壁全层和部分乙状结肠向下移位、脱出肛门之外的疾病，又称直肠脱垂。多发生于儿童和老年人。儿童多因久泻久痢而引起，成年人多因便秘、久泻、痔疮及肛门括约肌松弛而引起，妇女可因分娩用力而引起。中医学认为由于气虚下陷所致。

【辨证分型】

1. 肺气不足　便后或咳嗽、喷嚏、行走、久站时脱出，伴疲倦乏力、气短声低、头晕心悸等，舌淡胖有齿痕，脉弱，见本病初期。

2. 脾肾两虚　肛门常有坠感，伴腰膝酸软，小便频数，大便干结或完谷不化，舌淡，脉细弱，见于久病者。

3. 湿热下注　肛肠灼热、肿胀疼痛，伴面赤身热，口干口臭，腹胀便结，小便短赤，舌红苔黄腻或黄燥，脉濡数。见于肛周炎症者。

【取穴】

主穴：承山、大肠俞、八髎。

配穴：（1）肺气不足配肺俞、百会。

（2）脾肾两虚配脾俞、肾俞、百会。

（3）湿热下注配阴陵泉、行间、中极。

操作

　　充分暴露腰骶部，局部皮肤常规消毒后，用皮肤针施以叩刺，主穴施以中度叩刺，以微微渗血为度，再加拔罐5～8分钟，出血1～2ml为宜。余穴实证施以中度叩刺，虚证施以轻度叩刺，每穴叩刺10～15下，以局部皮肤潮红为度。虚证可配合温和灸。隔日1次，10次为1个疗程。

痔疮

【概述】

痔疮是直肠下端黏膜下和肛管皮肤下扩张曲张的静脉团，多见于成年人，主要是肛门静脉回流发生障碍而引起，如怀孕、便秘、腹泻、久坐等。痔疮位于齿状线以上为直肠黏膜所覆盖者为内痔，常见排便或便后肛门出血，重者可脱出甚至感染，外痔位于齿状线以下，为肛管皮肤所覆盖，一般无明显症状，但痔静脉破裂，血块凝于皮下时会出现肛门剧痛，并有肿物出现。

【辨证分型】

1. 气虚下陷　肛门有下坠感，气短懒言，食少乏力，舌质淡红，脉弱无力。

2. 湿热郁滞　口渴，溲赤，便秘，舌质红，苔薄黄，脉滑数。

【取穴】

主穴：承山、八髎穴。

配穴：（1）气虚下陷配足三里、气海。

（2）湿热郁滞配上巨虚、丰隆、三阴交。

　　皮肤常规消毒，用皮肤针中度叩刺承山、八髎穴，至皮肤微微渗血，八髎穴叩刺后加拔罐5～10分钟，起罐用消毒干棉球擦干即可。余穴实证施以中度叩刺，虚证施以轻度叩刺，每穴叩刺15～20下，以局部潮红为度。气虚下陷加温和灸20～30分钟。隔日1次，10次为1个疗程。

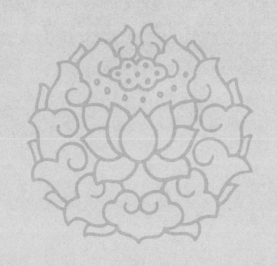

第七章

骨伤科疾病皮肤针疗法

落枕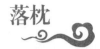

【概述】

落枕，又称"失枕""失颈"，是颈项部常见的软组织损伤疾患，是急性单纯性颈项部强痛，活动受限的一种病症。以急性颈部肌肉痉挛、强直、酸胀、疼痛和颈部运动功能障碍为主要临床表现，轻者数日自愈，重者疼痛严重并可向头部及上肢放射，可延至数周。多见于青壮年，春冬两季发病率较高。

【辨证分型】

1. 督脉、太阳经病变　项痛，头部俯仰活动受限，压痛主要集中在项背部脊柱正中及脊柱两旁。

2. 少阳经病变　项痛，颈部左右转侧活动及侧屈受限，压痛主要集中在颈部两侧。

【取穴】

主穴：大椎、肩井、外关、阿是穴、后溪、悬钟、落枕穴。

配穴：（1）督脉、太阳经病变配风府、天柱、肩外俞。

（2）少阳经病变配风池。

操作

局部皮肤常规消毒后，用皮肤针施以中等叩刺，每穴叩刺20～30下，以红晕不出血为宜。阿是穴可在叩刺后拔火罐5～10分钟。可配合推拿治疗。急性期每日1次，中病即止。

颈椎病

【概述】

颈椎病是指因颈椎退行性变引起颈椎管或椎间孔变形、狭窄，刺激、压迫颈部脊髓、神经根、交感神经造成其结构或功能性损害所引起的临床表现。此病多见于40岁以上患者。

【辨证分型】

1. 寒湿阻络（本型常见于颈椎病颈型和神经根型）头痛或后枕部疼痛，颈僵，转侧不利，一侧或两侧肩臂及手指酸胀痛麻；或头疼牵涉至上背痛，肌肤冷湿，畏寒喜热，颈椎旁可触及软组织肿胀结节。舌淡红，苔薄白，脉细弦。

2. 气血两虚夹瘀（本型常见于椎动脉型颈椎病）头昏，眩晕，视物模糊或视物目痛，身软乏力，纳差，颈部酸痛，或双肩疼痛。舌淡红或淡胖，边有齿痕。苔薄白而润。脉沉细无力。

3. 气阴两虚夹瘀（本型常见于椎动脉型和交感神经型颈椎病） 眩晕反复发作，甚者一日数十次，即使卧床亦视物旋转，伴恶心，呕吐，身软乏力，行走失稳，或心悸，气短，烦躁易怒，咽干口苦，眠差多梦等。舌红、苔薄白或微黄而干，或舌面光剥无苔，舌下静脉胀大。脉沉细而数，或弦数。

4. 脾肾阳虚夹瘀（本型常见于脊髓型颈椎病手术后遗症或久治不愈者） 四肢不完全瘫（硬瘫或软瘫），大小便失禁，畏寒喜暖，饮食正常或纳差。舌淡红，苔薄白或微腻，脉沉细弦，或沉细弱。

【取穴】

主穴：阿是穴、颈夹脊、风池、肩井。

配穴：（1）寒湿阻络配大椎。

（2）气血两虚夹瘀配气海、脾俞、胃俞、足三里、膈俞。

（3）气阴两虚夹瘀配中脘、气海、太溪、膈俞。

（4）脾肾阳虚夹瘀配脾俞、肾俞、命门、膈俞。

（5）手指麻木配八邪。

（6）眩晕呕吐配内关、中脘。

操作

局部皮肤常规消毒后，用皮肤针施以中度叩刺，先叩打阿是穴，再叩打局部和远端穴，以皮肤微微渗血为度。阿是穴可在叩刺后加拔火罐5～10分钟，去罐后拭去淤血，常规消毒。可配合推拿治疗，隔日1次，5次为1个疗程。

漏肩风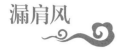

【概述】

漏肩风相当于肩关节周围炎，是肩周肌肉、肌腱、滑囊及关节囊的慢性损伤性炎症。上述结构的慢性损伤主要表现为增生。粗糙及关节内、外粘连，从而产生疼痛和功能受限。后期粘连变得非常紧密，甚至与骨膜粘连，此时疼痛消失，但功能障碍却难以恢复。本病好发于40岁以上的中老年，女性多于男性，左侧多于右侧，亦可两侧先后发病。

【辨证分型】

1. 手阳明经证　肩前部压痛明显。
2. 手少阳经证　肩外侧压痛明显。
3. 手太阳经证　肩后部压痛明显。

【取穴】

主穴：肩髃、肩髎、肩贞、阿是穴。
配穴：（1）手阳明经证配曲池、手三里、合谷。
（2）手少阳经证配肩井、臑会、外关。
（3）手太阳经证配秉风、天宗、小海、后溪。

操作

　　局部皮肤常规消毒后，用皮肤针施以叩刺，以阿是穴为中心，向四周呈放射状重叩，如无明显压痛点则在肩关节疼痛区域中度叩刺，以渗出血珠为度，叩刺后配合拔罐5～10分钟。余穴施以中度叩刺，每穴叩刺20～30次，以皮肤潮红为度。可配合推拿治疗。隔日1次，10次为1个疗程。

肘劳

【概述】

　　肘劳相当于肱骨外上髁炎，是一种肱骨外上髁处、伸肌总腱起点处的慢性损伤性炎症。因早年发现网球运动时易发生此种损伤，故俗称"网球肘"。

【辨证分型】

　　肘部酸胀疼痛，痛处固定，时作时休，遇寒冷或疲劳后则甚。

【取穴】

　　肱骨外上髁压痛点、曲池、手三里、肘尖、小海、少海。

操作

常规消毒，先用梅花针围绕压痛点做环形中度叩刺，然后在上述其他穴位叩刺3~5分钟，以局部皮肤上呈现密集出血点为度，然后用小号玻璃罐采用闪火法沿叩刺出血区域拔罐5~10分钟。隔日1次，5次为1个疗程。

筋疣

【概述】

筋疣相当于腱鞘囊肿，是指发生于关节和腱鞘附近囊肿的一种病症，多附着于关节囊上或腱鞘内，可与关节腔、腱鞘沟通。本病好发于青壮年，女性多见。

【辨证分型】

囊肿常发生于腕背、足背，亦可发生在前臂、手腕的背侧及踝前，表面光滑，皮色不变，多呈半隆起，时大时小，初起与皮肤不相连，局部温度正常，肿块基底固定或可移，有囊性感，压痛轻微或无感觉。

【取穴】

囊肿局部。

局部皮肤常规消毒后，先用皮肤针围绕囊肿局部做环形中度叩刺，以局部皮肤上呈现密集出血点为度，然后用小号玻璃罐采用闪火法沿叩刺出血区域拔罐5～10分钟。隔日1次，5次为1个疗程。

肋软骨炎

【概述】

　　肋软骨炎相当于中医学骨痹的范畴，是一种自限性、非化脓性的肋骨软骨病，病因不明。多发生在第2肋软骨连接处，自感局部疼痛，咳嗽或深呼吸时加重，病变部位隆起、增粗、增大，有压痛，但无炎症表现。X线检查多无阳性发现，偶可见软骨前端增宽、增厚。

【辨证分型】

　　1. 气滞血瘀　因跌打损伤，胸胁受损，瘀血内结，血瘀气滞，脉络阻滞，不通则痛，导致疼痛肿胀。往往起病急，胸肋部疼痛时作，局部肿胀明显，疼痛呈刺痛或胀痛，痛有定处，日轻夜重，转侧活动困难，舌红或紫暗，脉弦数。

　　2. 肝郁气滞　多因情志抑郁或精神刺激而致肝失疏泄，肝气郁结，气机郁滞。常见胸肋部胀满疼痛，痛处不固定，可走窜作痛，胸闷，善太息，深呼吸或咳嗽疼痛可加剧，口干苦，纳呆，便秘，舌苔薄白或薄黄，脉弦紧。

3. 风寒湿痹阻　素体虚弱，正气不足，卫外不固，风寒湿邪气乘虚而入，致使气血凝滞，经脉痹阻。胸肋部肿胀疼痛，时轻时重，肢体拘急不舒，喘息咳嗽，胸背痛，短气。偏寒者得寒痛增，得热病缓，舌淡苔白腻，脉沉紧。偏湿者肢体重着，麻木，舌质淡红苔腻，脉濡数。

4. 气血亏虚　久病不愈，体质虚弱，气血失养，气虚不能生血或血虚无以化气。患病日久，形体消瘦，面色苍白，胸肋部肿胀隐痛，时轻时重，劳累后痛势加重，休息后缓解，舌质淡苔薄，脉细弦。

【取穴】

主穴：患部阳性反应点及阳性反应区。

配穴：（1）气滞血瘀配太冲、期门、膈俞。

（2）肝郁气滞配肝俞、太冲。

（3）风寒湿痹阻配风门、阴陵泉。

（4）气血亏虚配脾俞、足三里。

操作

　　先在病变处局部按压寻找到肿胀肥厚的肋软骨，局部皮肤常规消毒后，用梅花针中等力度叩刺患部，以局部出血如珠为度，然后用透明玻璃火罐以闪火法在病变局部拔罐，5～10分钟后取下火罐，用消毒纱布擦干血液。其他穴位实证施以中度叩刺，虚证施以轻度叩刺，每穴叩刺15～20下。1次未愈者，3天后再治疗1次，3次无效即停止治疗。

急性腰扭伤

【概述】

急性腰扭伤又称为"闪腰"，是指腰部的肌肉、筋膜、韧带、椎间小关节、腰骶关节或骶髂关节因过度扭曲或牵拉超过腰部正常活动范围所致的急性损伤。

【取穴】

主穴：压痛点、委中、后溪。

配穴：（1）肾阳虚证配肾俞、命门。

（2）肾阴虚证配肾俞、太溪。

（3）风寒湿痹证配风府、腰阳关。

操作

患者俯卧位，寻找压痛点最明显处，局部皮肤常规消毒后，然后由上而下进行叩刺（叩刺范围大于痛点即可），以稠密血点为宜，再用闪火法拔火罐5~10分钟，出血2~3ml，起罐擦干血迹即可。余穴轻度均匀叩刺3~5分钟，至皮肤潮红或微出血为度。兼肾阳虚证和风寒湿痹证可加艾灸30分钟。隔日1次，3次为1个疗程。

腰肌劳损

【概述】

　　腰肌劳损是指腰部肌肉及其附着点筋膜、甚至骨膜的慢性损伤性炎症，为腰痛常见原因。

【辨证分型】

　　1. 寒湿痹痛　腰部有受寒史，天气变化或阴雨天加重，腰部冷痛酸痛，舌苔白腻，脉沉缓或沉濡。

　　2. 劳伤血瘀　腰部有劳损或陈旧外伤史，腰部酸痛，固定不移，劳累后加重，舌质紫暗，或有瘀斑，脉沉涩。

　　3. 肾虚劳损　腰部隐隐作痛，疲软无力，反复发作，遇劳则甚。肾阳虚兼神倦腰冷，滑精，脉沉；肾阴虚兼虚烦，舌红，脉细数。

【取穴】

　　主穴：阿是穴、肾俞、相应夹脊穴、次髎。
　　配穴：（1）寒湿痹痛配命门、阴陵泉。
　　（2）劳伤血瘀配血海、三阴交。
　　（3）肾阳虚配命门、腰阳关。
　　（4）肾阴虚配太溪、照海。

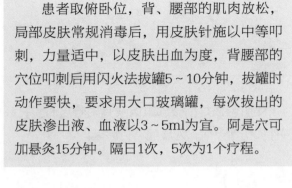

操作　　患者取俯卧位，背、腰部的肌肉放松，局部皮肤常规消毒后，用皮肤针施以中等叩刺，力量适中，以皮肤出血为度，背腰部的穴位叩刺后用闪火法拔罐5～10分钟，拔罐时动作要快，要求用大口玻璃罐，每次拔出的皮肤渗出液、血液以3～5ml为宜。阿是穴可加悬灸15分钟。隔日1次，5次为1个疗程。

腰椎间盘突出症

【概述】

腰椎间盘突出症是指腰椎间盘及腰椎骨退行性变而压迫其周围的神经、血管及其他组织引起一系列症状的综合征。以第4～第5腰椎、第5腰椎~第1骶椎间隙发病率最高。常见于男性青壮年。多有腰部扭伤或长期弯腰劳动或久坐史。先有腰痛，渐出现腿痛，沿坐骨神经向下放射，腹压增加时腿痛加剧，症状可反复发作。

【辨证分型】

1. 血瘀　腰腿痛如刺，痛有定处，拒按，日轻夜重，腰部板硬，俯仰、旋转受限，若因跌仆闪挫引起者，多有外伤史，舌质暗紫或有瘀斑，脉弦紧或涩。

2. 肾虚　腰部酸软空痛，绵绵不休，腰膝无力，遇劳更甚，卧则减轻，喜按，手足不温，面色白，舌淡脉沉细无力。

3. 寒湿　腰腿冷痛重着，转侧不利，静卧痛不减，受寒及阴雨加重，肢体发凉。舌质淡，苔白或腻，脉沉紧或濡缓。

4. 湿热　腰部疼痛，腿软无力，痛处伴有热感，遇阴雨天痛增，活动痛减，恶热口渴，小便短赤，苔黄腻，脉濡数或弦数。

【取穴】

主穴：阿是穴、患侧下肢足太阳膀胱经或足少阳胆经循行线、委中。

配穴：（1）血瘀证配膈俞。

（2）肾虚证配肾俞、命门、志室。

（3）寒湿证配腰阳关。

（4）湿热证配内庭、阴陵泉。

操作

局部皮肤常规消毒后，用皮肤针施以叩刺，主穴采用重度或中度刺激，以患者能耐受为度，叩至微微渗血为佳。配穴实证施以中度叩刺，虚证施以轻度叩刺，每穴叩刺15～20下，以皮肤潮红为度。皮肤平坦的部位叩刺后可用闪火法拔罐5～10分钟。可配合推拿治疗。每日或隔日1次，10次为1个疗程。

类风湿关节炎

【概述】

类风湿关节炎是一种非特异性炎症的多发性和对称性关节炎。它的特征是病程慢、关节痛和肿胀反复发作，关节畸形逐渐形成，是一种全身性结缔组织疾病的局部表现。

【辨证分型】

1. 风寒湿阻　关节肿胀疼痛，痛有定处，晨僵、屈伸不利，遇寒则痛增，局部遇寒怕冷，舌苔薄白，脉浮紧或沉紧。

2. 痰瘀互结　关节漫肿日久，僵硬变形，屈伸受限，疼痛固定，疼如锥刺，昼轻夜重，口干不欲饮，舌质紫暗，苔白腻或黄腻，脉细涩或细滑。

【取穴】

主穴：脊柱两侧、阳性物处和阳性反应点、关节周围穴位（患侧）。

配穴：（1）指关节配四缝、大骨空、小骨空、中魁。

（2）掌指关节配八邪、合谷、后溪、中渚。

（3）腕关节配阳池、阳溪、大陵、合谷、外关。

（4）肘关节配曲池、曲泽、少海、尺泽、手三里、小海。

（5）肩关节配肩髃、肩髎、臑会、肩贞、肩前。

（6）跖趾关节配八风、太冲、陷谷、足临泣。

（7）踝关节配太溪、昆仑、丘墟、解溪、商丘、申脉、照海、然谷。

（8）膝关节配内外膝眼、足三里、阴阳陵泉、鹤顶、血海、梁丘、阴谷、曲泉。

（9）髋关节配环跳、居髎、风市。

操作

局部皮肤常规消毒后，用皮肤针施以叩刺，在局部肿胀或患病关节周围做环形叩刺；在脊柱两侧相应的节段自上而下做中度叩刺，叩刺5~8遍，再加拔罐5~10分钟；阳性物处和阳性反应点施以重度刺激，以局部皮肤充血为度。余穴实证以中度叩刺为宜，虚证以轻度叩刺为宜，每个穴位叩刺10~15下。每日或隔日1次，10次为1个疗程。

强直性脊柱炎

【概述】

强直性脊柱炎是指一种原因尚不明确的，以脊柱为主要病变的慢性疾病。病变主要累及骶髂关节，引起脊柱强直和纤维化，造成弯腰活动障碍，并可有不同程度的眼、肺、心血管、肾等多个器官的损害。强直性脊柱炎以年轻男性多见，40岁以上发病很少见，20岁左右是发病的最高峰年龄。

【辨证分型】

1. **寒湿痹阻**　腰部冷痛，上引肩背，下及臀髋，阴雨天、劳累加剧，得热熨则舒缓。严重者可见"腰似折，项似拔"，活动受限。舌质淡苔白腻，脉沉弦或弦紧。

2. **湿毒瘀滞**　腰尻疼痛，甚则尻痛欲裂，痛引臀、髋、腰、膝、踹，屈伸不利，兼见低热、乏力、咽痛，舌质偏红，苔薄黄腻，脉弦滑。

3. **痰瘀交阻**　髋、腰、尻或脊骨疼痛，固定不移，兼见腰脊僵硬，身如板夹，仰卧活动受限，舌质紫暗或有瘀斑，苔白腻，脉弦涩。

4. **肾虚骨痹**　脊柱僵硬日趋加重，疼痛不着，或腰胸脊骨强直如板夹，或背伛偻不伸，步履艰难，可兼见胸胁胀痛不适，周身酸痛乏力，舌质淡胖，脉沉弦细无力。

【取穴】

主穴：腰背部两侧夹脊穴。

配穴：（1）寒湿痹阻配腰阳关。

（2）湿毒瘀滞配阴陵泉、膈俞。

（3）痰瘀交阻配丰隆、膈俞。

（4）肾虚骨痹配肾俞、命门。

操作

　　局部皮肤常规消毒后，用梅花针施以轻度叩刺3~5分钟，以微出血为度，后加拔罐5~10分钟，起罐擦干血迹即可。可配合艾灸30分钟。隔日1次，10次为1个疗程。休息5~7天后开始下一个疗程。

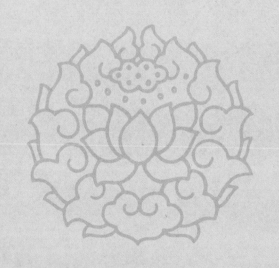

第八章

五官科疾病皮肤针疗法

睑腺炎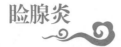

【概述】

睑腺炎又称针眼、土疳，是以感受外邪，胞睑边缘生小硬结，红肿疼痛，形似麦粒，易于溃脓的眼病。

【辨证分型】

1. 风热客睑　初起眼睑局部红肿疼痛，继而疼痛拒按，触之局部有硬结，轻者数日内消散，甚者数日后溃破排脓始愈。一般无明显全身症状。舌苔薄黄，脉浮数。

2. 脾胃热盛　局部红肿热痛剧烈，或白睛肿胀，或有脓点，可伴口渴喜饮，大便秘结，小便黄赤，舌红苔黄，脉数。

【取穴】

主穴：第1～第7胸椎两侧的皮疹反应点。

配穴：（1）风热客睑配风池、合谷。

（2）脾胃热盛配阴陵泉、曲池、足三里。

操作

局部皮肤常规消毒后，用梅花针施以叩刺，以微出血为度，然后拔罐10～15分钟，起罐擦干血迹即可。每日1次。

眼睑下垂

【概述】

眼睑下垂是指上睑提举无力，不能抬起，导致睑裂变窄，甚至遮盖部分或全部瞳仁，影响视力的一种眼病。

【辨证分型】

1. 肝肾不足　自幼上睑下垂，不能抬举，眼无力睁开，眉毛高耸，额部皱纹加深。小儿可伴有五迟、五软。舌淡、苔白，脉弱。

2. 风邪袭表　上睑下垂，起病突然，重者目珠转动失灵，或外斜，或视一为二。伴眉额酸胀或其他肌肉麻痹症状。舌红、苔薄，脉弦。

3. 脾气虚弱　起病缓慢，上睑提举无力，遮掩瞳仁，妨碍视瞻，朝轻暮重，休息后减轻，劳累后加重。伴有面色少华、眩晕、食欲不振、肢体乏力等。舌淡、苔薄，脉弱。

【取穴】

主穴：攒竹、丝竹空、阳白。
配穴：（1）肝肾不足配肝俞、肾俞、命门。
（2）风邪袭表配风池、合谷。
（3）脾气虚弱配脾俞、足三里、百会。

操作　局部皮肤常规消毒后，用皮肤针施以轻度叩刺，每穴20～30次，以微出血为度。隔日1次。

天行赤眼

【概述】

天行赤眼简称赤眼，是由于风热疫毒外袭，上攻于目，相互传染，容易引起流行的眼病。

【辨证分型】

1. 风热袭表　患眼红赤涩痛，有异物感，怕热羞明，目眵黄稠，头痛发热，鼻流黄涕，苔薄微黄，脉浮数。
2. 邪热内盛　患眼灼热疼痛，白睛溢血，眼睑肿胀，眵多黏结，发热烦渴，头痛肢楚，舌红苔黄，脉数。

【取穴】

主穴：大椎及其两侧旁开0.5寸处、太阳、印堂、阳白。
配穴：（1）风热袭表配风池、合谷。
（2）邪热内盛配合谷、曲池、行间、侠溪。

操作　　局部皮肤常规消毒后，用皮肤针在所选穴位上施以均匀叩刺，力量适中，以皮肤出血为度，然后拔罐10～15分钟，起罐擦干血迹即可。每日1次。

青盲

【概述】

青盲又称为视神经萎缩，是指视神经纤维在各种疾病影响下，发生变性和传导功能障碍而使视力减退。

【辨证分型】

1. 肝气郁滞　视物模糊，易怒胁痛，情志抑郁，喜叹息，口苦，舌淡红，苔薄白，脉弦。

2. 肝血亏虚　目视不明，双目干涩，面色不华，失眠心悸，头晕神疲，舌淡苔白，脉细弱。

3. 心脾两虚　视物昏蒙，失眠多梦，四肢乏力，纳少便溏，舌淡胖边有齿痕，脉濡缓。

【取穴】

主穴：眼眶周围、第5～第12胸椎两侧、太阳、翳明。

配穴：（1）肝气郁滞配肝俞、胆俞。

（2）肝血亏虚配肝俞、脾俞。

（3）心脾两虚配心俞、脾俞。

操作　局部皮肤常规消毒后，用皮肤针沿着眼周穴位皮区反复均匀密叩至皮肤发红，余穴轻度叩刺20～30下，以局部潮红为度。2～3日1次，10次为1个疗程。

近视

【概述】

近视又称视近怯远证，是以视近物较清楚，视远物模糊不清为特征的一种眼病。多见于青少年。

【辨证分型】

1. 肝肾亏虚　视近尚清，视远模糊，不耐久视，眼前黑花，头晕耳鸣，失眠多梦，腰膝酸软，舌红少苔，脉细数。

2. 心脾两虚　视物能近怯远，面色少华，心悸气短，食少便溏，舌淡，脉细弱。

【取穴】

主穴：眼眶周围。

配穴：（1）肝肾亏虚配肝俞、肾俞。

（2）心脾两虚配心俞、脾俞、胃俞、足三里。

局部皮肤常规消毒后，用皮肤针沿着眼眶周围由内向外转圈轻叩至皮肤发红，频率为每分钟50~60次，余穴中度叩刺3~5分钟，以局部潮红为度。隔日1次，10次为1个疗程，疗程间隔为3~5日，需要长期坚持治疗。

斜视

【概述】

斜视指邪中经络，气血不和，筋脉失养，弛张不收，在双眼注视目标时，呈现一眼眼位偏斜的眼病。

【辨证分型】

1. 风邪外袭　目斜视，视一为二，或伴上睑下垂，发病急骤，眼痛，头痛发热，舌红，苔薄，脉弦。

2. 肝风内动　发病急骤，眼球偏斜，眼球运动障碍，不能向麻痹肌方向转动，头晕目眩，耳鸣，面赤，心烦，肢麻震颤，舌红，苔黄，脉弦。

3. 外伤瘀滞　有外伤病史，伤后目偏斜，或有胞睑、白睛瘀血，头痛眼胀，眼球活动受限，视一为二，或有恶心呕吐，舌红，苔薄，脉弦。

【取穴】

主穴：睛明、承泣、瞳子髎、球后。

配穴：（1）风邪外袭配风池、合谷。

（2）肝风内动配肝俞、肾俞、太冲。

（3）外伤瘀滞配印堂、太阳、攒竹。

操作

局部皮肤常规消毒后，用皮肤针沿着眼眶周围由内向外转圈轻叩至皮肤发红，余穴用中、强度叩刺20～30下，以局部微出血为度。隔日1次，10次为1个疗程。

小儿弱视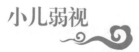

【概述】

小儿弱视又称为视瞻昏渺，是指眼部无器质性病变，视力低于0.9又不能矫正到正常者。临床上根据病因分为五类，有斜视性弱视、屈光参差性弱视、屈光不正性弱视、形觉剥夺性弱视和先天性弱视，表现为弱视眼视力减退、斜视、旁中心注视和双眼眼球震颤等，是一种较为常见的儿童性眼病。

【辨证分型】

1. 肝肾不足　多自幼发病，屈光度较高，视力差伴斜视，常见尿频或遗尿，早产儿或有软骨病，目干，盗汗，发枯黄，急躁心烦，偏食。正光穴有结节及压痛，第1～第2颈椎两侧及第8～第10胸椎两侧可摸到条索，腰、骶部可摸到泡状软性物。舌质淡苔薄，脉细弱。

2. 脾肾虚弱　视物模糊，眼斜，病程较长，面色㿠白不华，体瘦，神倦乏力，偏食，喜甜食，有时腹胀，便溏，多有软骨病，自汗。第1～第2颈椎两侧和第5～第12胸椎两侧有条索及压痛，正光穴有结节和压痛。舌质淡苔薄，脉细弱或沉细。

【取穴】

主穴：风池、百会、印堂。
配穴：（1）肝肾不足配肝俞、肾俞。
（2）脾肾虚弱配脾俞、肾俞。

操作

局部皮肤常规消毒后，用皮肤针在穴位上均匀叩打30～50下，以皮肤潮红充血为度；在第1～第4颈椎两侧，自上而下各叩打3～5遍，第一行距脊椎1cm，第二行距脊椎2cm，第三行距脊椎3～4cm，再用闪火法拔罐5～10分钟，起罐擦干血迹即可。

鼻鼽

【概述】

鼻鼽又称过敏性鼻炎，以阵发性鼻痒、连续喷嚏鼻塞、鼻涕清稀量多为主要症状。

【辨证分型】

1. 肺气虚弱　肺气不足，腠理疏松，卫外不固，风寒乘虚而入，肺气不得通降，津液停聚，阻塞鼻窍而致鼻鼽。

2. 脾肾气虚　先天禀赋不足，或后天失养，脾肾亏虚，精微不得上输于肺，肺气不足，肃降失职，津液积聚，停于鼻窍而发鼻鼽。

【取穴】

主穴：迎香、风池、上星。

配穴：（1）肺气虚弱配肺俞、气海。

（2）脾肾气虚配脾俞、肾俞、足三里。

操作　局部皮肤常规消毒后，用皮肤针在穴位上轻度叩刺，以皮肤潮红为度。隔日1次，10次为1个疗程。

鼻渊

【概述】

鼻渊又称为鼻窦炎，是指鼻窦黏膜的一种非特异性炎症。有急、慢性之分。急性可发生在一个鼻窦，慢性可累及多个鼻窦。以上颌窦的发病概率最多。症状特点为鼻塞、多脓涕和头痛。急性感染者可出现畏寒、发热等全身症状。慢性鼻窦炎多因急性鼻窦炎反复发作未能得到适当的治疗所致。局部症状为多涕，鼻塞，或有头痛，嗅觉减退或消失，可伴失眠、记忆力减退等精神症状。检查见中鼻甲肥大或有息肉样变，中鼻道变窄。

【辨证分型】

1. 风热犯肺　多涕黏稠，色黄或白，鼻塞，不闻香臭，发热恶寒，头疼咳嗽，舌质红，苔白或微黄，脉浮数。

2. 胆经郁热　涕多黄稠而味臭，鼻塞，嗅觉减退，胸胁胀满，口苦咽干，目眩耳鸣，急躁易怒，舌红，苔黄，脉弦或弦数。

3. 脾虚湿盛　鼻塞，多黏涕，嗅觉减退，身倦乏力，胃脘胀满，纳食不香，大便溏薄，舌质淡胖，苔薄白，脉濡缓。

【取穴】

主穴：迎香、印堂、合谷。
配穴：（1）风热犯肺配风池、尺泽、曲池、大椎。

（2）胆经郁热配阳陵泉、侠溪。

（3）脾虚湿盛配阴陵泉、丰隆、足三里。

操作

局部皮肤常规消毒后，用皮肤针施以叩刺，实证施以中度刺激，虚证施以轻度刺激，以皮肤潮红为度。隔日1次，10次为1个疗程。

咽喉肿痛

【概述】

咽喉肿痛是口咽和喉咽部病变的一个主要病症。属于中医学"喉痹""乳蛾"的范畴。

【辨证分型】

1. 外感风热　咽喉红肿疼痛，吞咽困难，咳嗽，伴有寒热头痛，脉浮数。

2. 肺胃实热　咽喉肿痛，咽干，口渴，便秘，尿黄，舌红，苔黄，脉洪大。

3. 肾阴不足　咽喉稍肿，色暗红，疼痛较轻，或吞咽时觉痛楚，微有热象，入夜则见症较重。

（1）外感风热配少商、合谷、尺泽、商阳。

（2）肺胃热盛配少商、内庭、丰隆。

（3）肾阴不足配太溪、照海、鱼际。

操作

局部皮肤常规消毒后，用皮肤针施以叩刺，实证施以中度刺激，虚证施以轻度刺激，以皮肤微微渗血为度。其中少商用三棱针点刺放血3～5滴。每天1次，5次为1个疗程。